# 内科医のための睡眠薬の使い方

編著
**松浦雅人**
〔田崎病院副院長・東京医科歯科大学名誉教授〕

編集協力
**田崎病院薬剤室**

診断と治療社

# はじめに

　不眠症状には，入眠困難，中途覚醒，早朝覚醒があり，日本人の30％以上の人がいずれかの症状を経験し，高齢者ではさらに頻度が高いといわれる．2014年3月に，厚生労働省の研究班は「健康づくりのための睡眠指針」を11年ぶりに見直し，新しい睡眠12か条を公表した．そこでは，若年世代，働く世代，高齢世代といった，ライフステージごとの睡眠指針を提案している．睡眠時間は個人差が大きく，必要とされる睡眠時間は年齢とともに減少し，25歳では平均7時間だが，65歳では6時間となる．男性では40歳代から早朝覚醒が増加し，50歳代後半からは睡眠覚醒リズムが朝方化していく．女性ではこうした変化はみられないため，50歳を超えると夫婦で睡眠覚醒リズムが解離する傾向がある．睡眠に関する正しい知識をもち，自分にあった睡眠をみつけることが重要であるとしている．

　不眠症とは，睡眠をとるために適切な環境で眠ろうとしているのに寝つくことができなかったり，中途覚醒や早朝覚醒があったりして，日中の活動に支障が出ている状態である．今夜も眠れないのではないかという不安感が生じ，夜になるとかえって目がさえてしまう．ベッド（布団）に入っても眠れないまま悶々として，その苦痛がさらに眠気を奪うといった悪循環に陥っている．日本人のおよそ10％にみられるといわれ，日中のQOLが低下し，作業事故の増加，生活習慣病の悪化，長期欠勤やうつ病の発症が懸念される．日本人は睡眠薬に対する不安が強い国民で，アルコールを寝酒として飲用するなどの誤った対処法が少なくない．2013年6月には，厚生労働省の研究班と日本睡眠学会のワーキンググループが「睡眠薬の適正な使用と休薬のための診療ガイドライン」を策定した．睡眠薬に対する正しい知識を提供し，適切に使用して睡眠薬の恩恵を受ける道筋を明確にすることを目的としている．

　現在の日本は高齢化，夜型化，ストレス社会，シフトワークの常態化などで，不眠症のリスクはますます高くなっている．最近の疫学調査では睡眠薬の処方数も投与量も増加しつつあり，睡眠薬を開始した人の30％は6か月を超えて長期にわたって服用しているという．複数の睡眠薬を使用するとより有効であるというエビデンスはないが，多剤併用傾向も増加しているという．このような状況を踏まえ，2014年の診療報酬改定では，1回の処方において睡眠薬を3剤以上投与した場合に，精神科継続外来支援・指導料を算定できないとされた．睡眠薬は多くても2剤までにとどめるのが原則となった．

これまでの睡眠薬は抑制性神経伝達物質であるGABAの働きを増強する鎮静系睡眠薬が主体であったが，その後，睡眠覚醒リズムを整えるメラトニンの働きを強める睡眠薬や，脳の覚醒系を賦活するオレキシン受容体を阻害する非鎮静系睡眠薬が上市され，新しい睡眠薬の時代を迎えた．本書では不眠症の薬物療法を安全かつ効果的に行うために，内科医が知っておくべき睡眠薬の知識と不眠症治療の実際を解説した．第Ⅰ章では睡眠薬治療の基本について述べ，Ⅱ章ではグループ別あるいは個々の睡眠薬について解説した．第Ⅲ章のQ&Aは患者さんへの説明の際に参考にしていただきたい．また，睡眠や不眠に関連する豆知識をコラムとして充実させたので，気分転換にお読みいただければ幸いである．

　本書では最新の情報を提供するよう努めたが，医薬品情報は日々更新されており，読者におかれては折に触れて薬剤の添付文書に目を通すことを勧めたい．

2015年9月

松浦雅人

**本書の参考文献**

- American Academy of Sleep Medicine : International Classification of Sleep Disorders. 3rd ed. Diagnostic and Coding Manual. Westchester, 2014.
- 伊藤真也，村島温子編：薬物治療コンサルテーション　妊娠と授乳．改訂第2版，南山堂，2014.
- 内山　真編：睡眠障害の対応と治療ガイドライン．第2版，じほう，2012.
- かかりつけ医のためのBPSDに対応する向精神薬使用ガイドライン．厚生労働省，2013.
- 厚生労働省：健康づくりのための睡眠指針2014．
（http://www.mhlw.go.jp/file/04-Houdouhappyou-10904750-Kenkoukyoku-Gantaisakukenkouzoushinka/0000042751.pdf）
- 厚生労働科学研究・障害者対策総合研究事業「睡眠薬の適正使用及び減量・中止のための診療ガイドラインに関する研究班」および日本睡眠学会・睡眠薬使用ガイドライン作成ワーキンググループ編：睡眠薬の適正な使用と休薬のための診療ガイドライン―出口を見据えた不眠医療マニュアル―．2013.
（http://www.jssr.jp/data/pdf/suiminyaku-guideline.pdf）
- Stahl SM著（仙波純一，松浦雅人，太田克也監訳）：精神薬理学エセンシャルズ．第4版，メディカル・サイエンス・インターナショナル，2014.
- 日本臨床精神神経薬理学会専門医制度委員会編：臨床精神神経薬理学テキスト．改訂第2版，星和書店，2008.
- 松浦雅人編：睡眠検査学の基礎と臨床．新興医学出版社，2009.
- 松浦雅人編：睡眠とその障害のクリニカルクエスチョン．診断と治療社，2014.
- 三島和夫編：睡眠薬の適正使用・休薬ガイドライン．じほう，2014.

# Contents

はじめに ............................................................................................................ ii
本書の参考文献 ................................................................................................ iii
執筆者一覧 ....................................................................................................... vii

## 第Ⅰ章　睡眠薬治療の基本 .......................................................................... 1

  1　不眠を訴える患者を診たとき，まずは非薬物的アプローチを行う ............ 2
  2　睡眠薬治療を始めるときに，知っておくべきこと ...................................... 6
  3　睡眠薬治療をやめるときに，知っておくべきこと .................................... 10
  4　小児・思春期，女性例に対する睡眠薬の使い方 ........................................ 12
  5　高齢者に対する睡眠薬の使い方 .................................................................. 14
  6　認知症のある人の不眠症への対処法 .......................................................... 16
  7　うつ病に伴う不眠症への対処法 .................................................................. 18
  8　その他の精神障害に伴う不眠症への対処法 .............................................. 20
  9　高血圧・心疾患をもつ人への睡眠薬投与 .................................................. 22
 10　腎疾患・泌尿器疾患をもつ人への睡眠薬投与 .......................................... 24
 11　呼吸器疾患をもつ人への睡眠薬投与 .......................................................... 26
 12　その他の身体疾患をもつ人への睡眠薬投与 .............................................. 28
 13　薬剤が原因となる不眠症に注意 .................................................................. 30
 14　睡眠薬の代謝と相互作用 .............................................................................. 32
 15　睡眠薬を過量服用してしまったら .............................................................. 34
 16　睡眠薬を服用している人の自動車運転 ...................................................... 36

## 第Ⅱ章　睡眠薬各論 ...................................................................................... 39

  A　不眠症臨床で用いられる薬剤 ...................................................................... 41
    1　オレキシン受容体拮抗性睡眠薬 .................................................................. 42
        スボレキサント ............................................................................................ 44
    2　メラトニン受容体作動性睡眠薬 .................................................................. 46
        ラメルテオン ................................................................................................ 49
    3　GABA 系睡眠薬 .............................................................................................. 50
      3-1　非ベンゾジアゼピン系睡眠薬 .................................................................. 52
          3-1-1　ゾルピデム .................................................................................... 54
          3-1-2　ゾピクロン .................................................................................... 56
          3-1-3　エスゾピクロン ............................................................................ 58
      3-2　ベンゾジアゼピン系睡眠薬 ...................................................................... 60
          3-2-1　トリアゾラム ................................................................................ 64

|  |  |  |
|---|---|---|
| 3-2-2 | エチゾラム | 66 |
| 3-2-3 | ブロチゾラム | 67 |
| 3-2-4 | リルマザホン | 68 |
| 3-2-5 | ロルメタゼパム | 69 |
| 3-2-6 | ニメタゼパム | 70 |
| 3-2-7 | フルニトラゼパム | 71 |
| 3-2-8 | エスタゾラム | 72 |
| 3-2-9 | ニトラゼパム | 73 |
| 3-2-10 | クアゼパム | 74 |
| 3-2-11 | フルラゼパム | 75 |
| 3-2-12 | ハロキサゾラム | 76 |

## B 不眠症への適応があるが不眠症臨床で用いられない薬剤　77

| 3-3 | バルビツール酸系睡眠薬 | 78 |
|---|---|---|
| 3-3-1 | ペントバルビタール | 80 |
| 3-3-2 | アモバルビタール | 82 |
| 3-3-3 | バルビタール | 83 |
| 3-3-4 | フェノバルビタール | 84 |
| 3-3-5 | ベゲタミン® A，B | 86 |
| 3-4 | 非バルビツール酸系睡眠薬 | 88 |
| 3-4-1 | 臭化カリウム | 89 |
| 3-4-2 | ブロモバレリル尿素 | 90 |

## C 不眠症への適応はないが睡眠改善薬として用いられる薬剤　91

4　鎮静系抗精神病薬　92
   4-1　レボメプロマジン　94
   4-2　クエチアピン　96

5　鎮静系抗うつ薬　98
   5-1　トラゾドン　100
   5-2　ミアンセリン　102
   5-3　ミルタザピン　104

6　生理検査で用いられる催眠薬　106
   6-1　トリクロホスナトリウム　107
   6-2　抱水クロラール　108

7　抗ヒスタミン薬　109
   7-1　ジフェンヒドラミン　112
   7-2　d-クロルフェニラミンマレイン酸塩　113
   7-3　プロメタジン　114
   7-4　シプロヘプタジン　116
   7-5　ヒドロキシジン　117

8　漢方薬　118

## 第Ⅲ章　睡眠薬使用上のQ&A ... 121

## 付　録 ... 131

 1 各種睡眠薬・睡眠改善薬の発売年, 商品名, 剤型, 薬価, 後発医薬品の有無 ... 132
 2 各種睡眠薬・睡眠改善薬の用量, 最高血中濃度到達時間(Tmax), 消失半減期($T_{1/2}$) ... 134
 3 各種睡眠薬・睡眠改善薬の規制区分, 処方日数制限 ... 136
 4 各種睡眠薬・睡眠改善薬の胎児危険度と授乳の可否 ... 138
 5 各種睡眠薬・睡眠改善薬の等価換算表 ... 140
 6 薬剤一覧 ... 141

索　引 ... 149

---

### Column

- 入浴と睡眠 ... 15
- 断眠の世界記録 ... 17
- 日曜不眠症とは？ ... 19
- アルコールと睡眠 ... 21
- 睡眠不足とメタボリック症候群との関係 ... 23
- 健康な人の眠りとは？ ... 25
- サマータイム ... 25
- 重大な産業事故は睡眠不足が原因 ... 31
- 線維筋痛症の不眠 ... 35
- 不眠症治療の経過 ... 45
- 長時間睡眠者 ... 48
- 短時間睡眠者 ... 48
- アンビエン・ドライバー ... 55
- アンビエン®と夜間摂食症候群 ... 55
- 薬物の血中濃度の推移 ... 57
- 非ベンゾジアゼピン系睡眠薬の開発物語 ... 59
- 終夜睡眠ポリグラフ検査(PSG)とは？ ... 63
- ベンゾジアゼピン系睡眠薬の開発物語 ... 63
- トリアゾラム・バッシング ... 65
- 乳幼児の夜泣きへの対処法 ... 79
- 幼児の早寝・早起きが定着しつつある ... 79
- 睡眠と覚醒のフリップ・フロップのシェーマ ... 81
- 特発性不眠症とは？ ... 85
- 睡眠時間の個人差 ... 85
- 男性のほうが女性よりも睡眠リズムをくずしやすい ... 87
- 朝型(ひばり型)と夜型(ふくろう型)の睡眠リズム ... 87
- オレキシン(ヒポクレチン)の命名 ... 95
- 産業革命以前には人は2回に分けて睡眠をとっていた ... 97
- 不眠による経済損失 ... 97
- 不眠と不眠症は異なる ... 101
- 原発性不眠症とは？ ... 101
- 運動と睡眠 ... 101
- 睡眠不足の影響は若い人で大きい ... 103
- 睡眠負債は2週間持続する ... 103
- 不眠と生活習慣病の関係 ... 103
- 推奨される年齢別睡眠時間 ... 105
- 日本人は睡眠時間が短い ... 111
- 睡眠の日 ... 111
- 睡眠日誌 ... 115

# 執筆者一覧

## 編著
松浦　雅人　　田崎病院副院長・東京医科歯科大学名誉教授

## 編集協力
田崎病院薬剤室
　　嘉手苅　克子
　　城間　千賀子
　　中澤　かおり
　　喜舎場　亜由子
　　金城　志摩

---

**松浦　雅人**（まつうらまさと）

1974 年　東京医科歯科大学医学部卒業
　　　　その後，東京医科歯科大学精神科医員，助手，講師
1993 年　日本大学医学部精神科助教授
2000 年　駿河台日本大学病院精神科部長
2004 年　東京医科歯科大学大学院保健衛生学研究科教授
2014 年　東京医科歯科大学名誉教授，田崎病院副院長
その間，1996 年と 2000 年に英国クイーンスクエア病院に留学

〈おもな編著〉
「臨床神経生理検査の実際」新興医学出版社，2007 年
「睡眠検査学の基礎と臨床」新興医学出版社，2009 年
「臨床病態学」医歯薬出版，2009 年
「Neuropsychiatric Issues in Epilepsy」John Libbey，2010 年
「デジタル臨床脳波学」医歯薬出版，2011 年
「てんかん診療のクリニカルクエスチョン 200　改訂第 2 版」診断と治療社，2013 年
「睡眠とその障害のクリニカルクエスチョン 200」診断と治療社，2014 年

# 第Ⅰ章

# 睡眠薬治療の基本

# 01 不眠を訴える患者を診たとき，まずは非薬物的アプローチを行う

## 急性不眠には厚生労働省が策定した「健康づくりのための睡眠指針2014」，および快適な寝室環境を指導する

　それまで不眠を経験していなかった人が，ストレスや生活上の出来事などの状況変化によって数日から数週にわたって眠れないと訴えることがある．このような急性不眠は誰にでも起こることを伝え，厚生労働省「健康づくりのための睡眠指針2014」を一覧表にして患者に手渡し，実際の生活と対比させながら説明するとよい（表1）．また，寝室の照明，温度，湿度の適切な設定，騒音の遮音など好ましい寝室環境（表2）を確保するよう指導する．

## 一時性不眠には好ましい睡眠習慣を指導する

　1週間に3日以上眠れない日があり，1か月以上続いていると訴える患者を診たら，睡眠習慣について聴取する．夜間のタバコやカフェイン摂取，就寝前の過食や過度な運動習慣などが，不眠の原因となっていないかどうか確認する．もともと不眠がちであったという人は，不眠の結果を過剰に憂慮して，早い時間帯にベッドに入って眠くなるのを待っていたり，夕方に仮眠をとっていたりと，誤った睡眠習慣をもっていることがある．適正な睡眠には個人差が大きいことを理解してもらい，好ましい睡眠習慣を確保するよう指導する（表3）．

### 表1　健康づくりのための睡眠指針2014

・良い睡眠で，からだもこころも健康に
・適度な運動，しっかり朝食，ねむりとめざめのメリハリを
・良い睡眠は，生活習慣病予防になります
・睡眠による休養感は，こころの健康に重要です
・年齢や季節に応じて，ひるまの眠気で困らない程度の睡眠を
・良い睡眠のためには，環境づくりも重要です
・若年世代は夜更かし避けて，体内時計のリズムを保つ
・勤労世代の疲労回復・能率アップに，毎日十分な睡眠を
・熟年世代の朝晩メリハリ，ひるまに適度な運動で良い睡眠
・眠くなってから寝床に入り，起きる時間は遅らせない
・いつもと違う睡眠には，要注意
・眠れない，その苦しみをかかえずに，専門家に相談を

〔http://www.mhlw.go.jp/file/04-Houdouhappyou-10904750-Kenkoukyoku-Gantaisakuken-kouzoushinka/0000042751.pdf〕

### 表2 好ましい寝室環境

1. **照明**
   就寝前から暖色系の色温度*の低い白熱灯下で過ごすようにする．間接照明にすればまぶしさ（グレア）が抑えられる．就寝時には消灯するが，暗闇で不安となる人は30ルクス以下の照度の低い照明を用いる．フットライトなどにして光が目に入らないように工夫する

2. **室温**
   夏は28℃，冬は18℃くらいがよい．エアコンは就寝時間前につけて，1～2時間で切れるようにする．エアコンや扇風機の風は体に直接当たらないようにする．寒くて朝起きにくい季節は起床時間の1時間前にタイマーをセットしておく

3. **湿度**
   1年を通じて50～60％がよい

4. **騒音**
   外からの騒音は厚手のカーテンや防音サッシで遮音する．連続音よりも間欠音の影響が大きく，一時的であれば耳栓を使用する

5. **布団内環境**
   体温や汗の量に影響されて変化するが，年間を通じて温度は33℃前後，湿度は50％前後が好ましい

6. **寝汗**
   体温調節の役割をもち，汗を吸収しやすいパジャマなどの衣類を工夫する

*色温度：単位はケルビン．青い太陽光（5,000～6,000ケルビン）は気分を活動的にし，蛍光灯（約5,000ケルビン）も色温度が高く，眠気を払拭する．色温度が低い赤い夕陽（約2,000ケルビン）は気分を落ち着かせ，電球（2,800ケルビン）やろうそく（約1,900ケルビン）は眠気をさそう．

### 表3 睡眠衛生指導

- 睡眠時間は人それぞれなので，日中の眠気がなければ夜間睡眠は十分と考える
- 寝る前に刺激物を避け，自分なりのリラックス法を工夫する
- 就寝時間にこだわらず，眠くなってからベッドに入る
- それでも朝は同じ時刻に起床する
- 朝は光を浴びて，夜は明るすぎない照明下で過ごす
- 規則正しい食事と運動
- 昼寝は午前～午後3時前に20～30分以内
- 眠りが浅いときはベッドにいる時間を減らす
- 睡眠中の激しいいびき，呼吸停止，脚のピクツキ，むずむず感は専門医へ
- 十分に眠っても日中眠いときは専門医へ
- 寝酒は不眠の原因
- 睡眠薬は医師の指示で正しく使えば安全

〔内山　真編：睡眠障害の対応と治療ガイドライン．第2版，じほう，2012〕

## 慢性不眠は苦痛に共感し，睡眠日誌をつけることを勧める

　不眠症状が3か月以上持続し，その結果，日中に倦怠感，集中困難，精神機能低下などを自覚し，生活に支障をきたした状態が慢性不眠症である．家族や世間が寝静まったなかで，時計とにらめっこをしながら悶々とつらい夜を過ごした経験をもっており，医師はこのような孤独の戦いに共感を示すことから治療が始まる．何時にベッド（布団）に入り，実際に眠れるのは何時からで，朝は何時に目が覚め，何時にベッドから出るのかを毎日記録する睡眠日誌（Column

「睡眠日誌」〈p.115〉参照）をつけてもらう．患者は不眠の苦痛が強いため，自らの睡眠状態を過少に評価していることが少なくない．睡眠日誌をつけることで思った以上に寝ていることが判明して安堵する人もいる．

##### 表4 睡眠スケジュール法

1. **睡眠日誌をつけ，平均睡眠時間を割り出す**
   ベッドに入った時刻，入眠した時刻，目が覚めた時刻，ベッドを離れた時刻を記入する（睡眠薬を服薬している人は服薬時刻も記入する）．これを2週間以上記録し，自分の平均睡眠時間を計算する

2. **睡眠制限法**
   朝起きる時間を決め，そこから6〜7時間さかのぼった時刻にベッドに入る（すなわち，ベッドに入る時間を遅くし，朝起きる時間を早くし，ベッドにいる時間を6〜7時間に制限する）

3. **刺激制御法**
   15分以上たっても寝つくことができないときはベッドから離れ，寝ること以外でベッドを使わないようにする．寝室にいてイライラせず気持ちがリラックスしていれば，ベッドのそばのソファに座っていてもよい．あれこれ考えごとが始まるようなら，寝室から離れて別の部屋に行くようにする．医師は，眠れないときにベッドから離れて，どのように過ごしたらよいかを患者といっしょに考え，患者は夜間起きていることは医師の指示で行っていることを家族に理解してもらう

4. **日中の過ごし方**
   眠くてもいつもどおりの生活を心がける．当初は短い睡眠時間で過ごさねばならないため，施行前に十分なモチベーションをつくる必要がある

〈方法〉体の各部に力を入れて緊張させ（5秒間），ストンと力を抜く（10秒間）

**両手**
掌を上にし，ぎゅーっと握って
→ゆっくり手を広げる

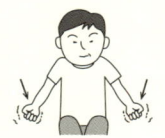

**背中**
腕をぐーっと外に広げて肩甲骨を引きつけて緊張させて→力を抜く

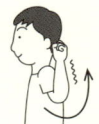

**両腕**
握った手が肩に近づくように腕を曲げ，脇を締めて上腕全体を緊張させて→力を抜く

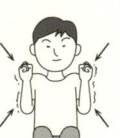

**腹**
腹部をぐーっとへこませて→力を抜く

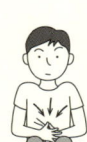

**両肩**
両肩を上げ，耳まで近づけて緊張させて→力を抜く

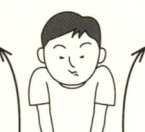

**尻**
尻の穴を引き締めるように力を入れて→すーっと抜く

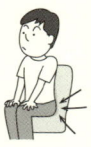

**首**
首を下げ，首の後ろを緊張させて
→力を抜く
※首をゆっくり前後左右に動かす方法もあり

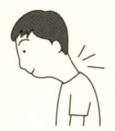

**脚**
脚全体に力を入れて緊張させて→力を抜く

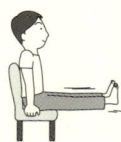

**顔**
口をぎゅーっとすぼめて顔全体が顔の中心に来るよう力を入れて→ぽかーんと口をあける

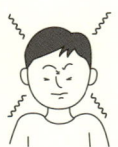

##### 図1 漸進的筋弛緩法

① 鼻からゆっくりと大きく，腹をふくらませながら息を吸う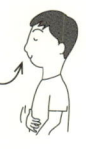

② 少し止める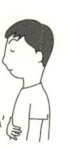

③ 口からゆっくり，腹をへこませながら息を吐く
　※吸う息よりも吐く息を長くゆっくりにする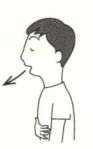

図2　呼吸調整法

## 不眠へのこだわりに対しては，無理に眠ろうとする態度を改める認知行動療法を行う

慢性不眠症患者は「今夜もまた眠れないのではないか」という不安感・恐怖感をもち，夜になるとかえって目がさえて眠気がなくなる過覚醒状態にある．夜間不眠にもかかわらず日中に眠ろうとしても眠れないと訴え，日中も過覚醒状態にあることがある．必要以上に眠ろうと努力することでかえって不眠を悪化させていることが多く，無理に眠ろうとする態度を改める認知行動療法が必要である．睡眠日誌をつけながら，睡眠制限法と刺激制御法を組み合わせた睡眠スケジュール法（表4）を行う．その要点は，「眠くなってからベッドに入る」「途中で目が覚めて寝つけなかったらベッドから離れる」「朝起きる時間は一定にする」といった3点である．

就寝前のリラックス法には，全身の筋を順次（手→脚→腰→肩などの順に）弛緩させる漸進的筋弛緩法（図1），就寝前に呼吸を整えて緊張をやわらげる呼吸調整法（図2），就寝前に不安を緩和させるイメージを思い浮かべるイメージ法などがあり，これらが有効な人もいる．

## 睡眠薬は補助的に用いる

患者は睡眠薬を飲めばどのような時間帯であっても眠れる，眠ったあとはすっきり目覚めることができるなど，過剰な期待をもっていることがある．睡眠薬の限界を伝え，補助的に使用すると伝える．それでも，実際に眠れたという体験が過覚醒状態を改善させることが多い．

# 睡眠薬治療を始めるときに，知っておくべきこと

## 睡眠薬開始時に治療方針を伝える

不眠の治療を求めて医療機関を受診する人は，翌日に重要な行事があったり，朝早く起きる必要があったり，枕が変わったりすると寝つけなくなるなど，もともと不眠の素因をもっている人が多い．過去に自己流の睡眠法を様々に試みていたり，睡眠改善をうたったサプリメントや一般用医薬品（OTC）を試みたり，ドクターショッピングをしたりしていることがある．非薬物的アプローチとともに，睡眠薬を服用して安定した睡眠が得られ不眠への過剰な不安がなくなったら，睡眠薬は漸減中止して生活指導と認知行動療法を継続すると伝えて治療方針を示す．

## 不眠症状に応じて睡眠薬を選択する

不眠の症状には入眠困難（寝つきが悪いがいったん寝ついてしまえば朝まで眠れる），中途覚醒（寝つきはよいが夜中に何度も目が覚めてしまう），あるいは早朝覚醒（希望する起床時刻よりも著しく早く目が覚める）がある．眠りが浅い，あるいは熟睡感がないと訴える人も，3つの不眠症状のうちのどれが主体なのか，あるいはすべての症状がみられるのかを問う．入眠困難が目立つ人には作用時間の短い睡眠薬を用いるが，高用量投与あるいは高齢や持病のために代謝が遅い人の場合は，短時間作用型の睡眠薬であっても催眠作用は長く持続することに注意する．中途覚醒や早朝覚醒を訴える人には中間時間作用型あるいは長時間作用型の睡眠薬を用いるが，睡眠持続に対する効果は期待するほど大きくはない．

## 睡眠薬には4種類ある

不眠症治療に用いられる睡眠薬には，非ベンゾジアゼピン系睡眠薬，ベンゾジアゼピン系睡眠薬，メラトニン受容体作動薬，オレキシン受容体拮抗薬の4種類がある（表1）．

## 睡眠薬は単剤で用いる

睡眠薬の入眠効果は服用してから10〜30分で現れ，薬剤による差異は小さい．効果が乏しい場合は同じ薬剤の用量を増やすか，別の睡眠薬の単剤に切り替える．睡眠薬は単剤で用いるのが原則であり，短時間作用型睡眠薬と長時間作用型睡眠薬を組み合わせるとより効果的であるといったエビデンスはない．

## 軽症例には睡眠薬の間欠的服用も行われる

軽症例では「眠れないときに服用しなさい」と指示する睡眠薬の間欠的服用（頓用，as-needed/non-nightly）が定期服用と同等の効果があるとのエビデンスがある．しかし，中等症や重症

表1 睡眠薬の種類

| 名称 | 非ベンゾジアゼピン系睡眠薬 | ベンゾジアゼピン系睡眠薬 | メラトニン受容体作動薬 | オレキシン受容体拮抗薬 |
| --- | --- | --- | --- | --- |
| 種類 | 鎮静系睡眠薬(抑制性神経伝達物質であるGABAの作用を増強) | 鎮静系睡眠薬(GABAの作用を増強) | 非鎮静系睡眠薬(GABAに作用せず,メラトニンと同様の作用を有する) | 非鎮静系睡眠薬(GABAに作用せず,オレキシンの働きを弱める) |
| 適応症状 | ・最もよく使われる睡眠薬<br>・筋弛緩作用が少なく,虚弱者や高齢者にも使いやすい<br>・重症の不眠症例や精神的・身体的併存疾患をもつ例には長期連用も容認される | 催眠作用とともに抗不安作用,筋弛緩作用も有するので,不眠症状とともに不安感を訴える例に用いる | 夜更かしの朝寝坊といった睡眠リズムの問題を背景に不眠症状を呈する人に用いる | 入眠困難とともに中途覚醒や早朝覚醒を訴える人に用いる |
| 注意点 | 比較的作用時間が短く,効果が次第に薄れるといった耐性が生じにくく,依存性も弱い | ・翌朝の持ち越し効果や,ふらつき・転倒に注意が必要<br>・即効性があり,効果を実感しやすいが,長期服用や高用量服用では耐性や依存性が生じる<br>・常用量を長期連用して安定した睡眠が得られていても,自己判断で服用をやめると反跳性不眠や退薬症候が生じる常用量依存が起こる | 食事の影響を受けるため,夕食直後に服用すると効果の出現が不十分 | 食直後に服用すると血中濃度が上がらず,効果が不十分となる |
| 備考 | ゾルピデムやゾピクロンなど英語の頭文字がZで始まることからZ系睡眠薬(Zドラッグ)ともよばれる | 常用量依存があっても適切な指導による計画的な漸減で中止することは可能 | 1〜2週間続けて服用することで,安定した睡眠が得られる | 頓用として用いても有効 |

例では間欠的服用は勧められない.「いつ服用してよいかわからない」といった葛藤が生じて,不眠へのこだわりが強くなることがある.また,「いつでも好きなときに服用してよい」と解釈されて高用量使用につながりかねない.睡眠薬の耐性や依存性を心配する患者には週末に1〜2日休薬するように指示するとよい.

## Case 1

60歳代,男性

◇主訴
　仕事をリタイアして待ち望んでいた悠々自適の生活となった.朝早く起きてもすることがないため,朝,目が覚めてもそのままベッドにいる.夜になっても眠くならないため,深夜までテレビを見て夜中の2〜3時にベッドに入る.朝はなかなか起きられず,疲れがとれない感じがする.日中は眠くなり,テレビを見ながらうとうとしてしまう.

◇処方例
　ラメルテオン(ロゼレム®,8 mg)1錠,就寝1〜2時間前

◇コメント
・ラメルテオンは体内リズムを整えるためすぐに効果が出ないことがあるので,1〜2週間は服用を続けるよういう.
・日中の過ごし方や運動習慣などの生活指導を行う.

## Case 2
### 50歳代, 女性

◇主訴
　夫が3か月前の健康診断で異常を指摘されてから，あれこれと考え込んで寝つきが悪くなった．夜は早くベッドに入るようにしたが，なかなか寝つくことができず翌朝に頭痛と疲労感が残った．その後の精密検査で，夫に異常がないことがわかって安心した．それでも寝つくことができない日が続き，日中に眠くなることが多い．

◇処方例
　エスゾピクロン（ルネスタ®，1 mg）1錠，就寝前

◇コメント
・入眠困難が主体なので，ゾルピデム（マイスリー®，5 mg）あるいはゾピクロン（アモバン®，7.5 mg）1錠でもよい．
・安定した睡眠が得られて1〜2か月したら，睡眠薬は漸減中止すると伝える．
・くせになるのではないかと心配するようであれば週末は休薬するようにいう．
・眠れても眠れなくても，朝は一定の時間に起きるようにいう．
・睡眠が足りないと感じたときは，午前中や昼食後などに20〜30分程度の仮眠をとるよう伝える．

## Case 3
### 20歳代, 女性

◇主訴
　半年前に重要な仕事を任された．睡眠を確保しようと考え，夜11時までにはベッドに入るようにしたが，寝つくのに時間がかかる．眠くなってから寝室に行くように改めたが，いざベッドに横になると目がさえてしまう．寝ないと明日の仕事にさしさわると考えるが，仕事のことが次々と頭に浮かんでくる．しかたなくベッドにパソコンを持ち込んで仕事をしようとするが，頭が働かない．ベッドの上で2時間ほど悶々と過ごしてようやく寝つくが，翌朝起きたときには疲れがとれていないと感じる．日中は眠気が出て，イライラしやすく，集中力が持続しない．先日，地方出張でホテルに泊まったときはすぐに寝ついて，7時間ほどぐっすり眠れて自分でも驚いた．

◇処方例
　エスゾピクロン（ルネスタ®，3 mg）1錠，就寝前

◇コメント
・入眠困難が主体であるが，症状がやや重いので，ゾルピデム（マイスリー®，10 mg），ゾピクロン（アモバン®，10 mg）でもよい．
・安定した睡眠が得られて1〜2か月したら漸減中止すると伝える．
・自宅の寝室やベッドが覚醒刺激となっているので，寝室やベッドを寝ること以外では使わないよういう．
・翌日にやるべき仕事は寝る前までに頭の中で手順を整理しておき，整理できない問題は翌日以降に改めて考えるなど，割り切るよういう．
・夜間睡眠が足りないときは日中に短い仮眠で補うよう指導し，夜間だけで必要な睡眠を確保しようとする態度を改めるよう伝える．

## Case 4
### 30歳代，男性

◇主訴
　職場で人事異動があり，新しい部署で年下の上司のもと働くことになった．1か月くらいたってから，「上司とそりが合わない」等と，職場環境について家族にぼやくことが多くなった．その頃から平日に寝つきの悪い日がみられるようになり，その翌日の日中はイライラしたり，元気が出ないことがあった．しかし，翌日の出勤がない金曜日や土曜日にはよく眠れる．休日は日中の気分もよく，趣味の写真撮影に出かけたりする．日曜日の夜になるととたんに寝つきが悪くなり，月曜日の日中は眠気が出て仕事に集中できない．

◇処方例
スボレキサント（ベルソムラ®，15 mg）1錠を不眠時に頓用．

◇コメント
・ゾルピデム（マイスリー®，5 mg），ゾピクロン（アモバン®，7.5 mg），エスゾピクロン（ルネスタ®，1 mg）の頓用でもよい．
・平日に寝つくことができないときに頓用し，翌日が休みの日は服用しないよう指導する．
・1錠を服用して眠れないときには追加して服用しないよういう．
・新しい職場環境への適応障害に伴う不眠であり，環境調整の可能性を探る．

## Case 5
### 40歳代，女性

◇主訴
　元来，不眠傾向であったが，管理職になってストレスが増し，多忙となり，なかなか寝つけなくなった．短時間作用型のベンゾジアゼピン系睡眠薬1錠を服用したが効果なく，2錠に増量したがそれでも寝つけない．ようやく寝ついても夜間に中途覚醒するので，長時間作用型のベンゾジアゼピン系睡眠薬を追加した．それでも1日2～3時間しか眠れない．睡眠日誌では毎日の睡眠時間が2～3時間であるが，腕時計型の活動計で客観的に計測すると毎日6～7時間寝ていることが判明した．

◇処方例
認知行動療法を受けるよう勧め，睡眠専門医療機関を紹介．

◇コメント
・自覚的な睡眠感と客観的な所見の解離があり，睡眠状態誤認（逆説的不眠症）が疑われ，非薬物的療法が適応となる．
・眠くなってからベッドに入り，寝つけないときはベッドから離れ，朝は決まった時間に起床するといった指導を行う．
・それでも改善しないときは，睡眠スケジュール法を基本にした認知行動療法を行う．

# 03 睡眠薬治療をやめるときに，知っておくべきこと

## 睡眠薬をやめる時期

　生活指導などの非薬物療法と睡眠薬服用により，以下の4条件を満たしたら睡眠薬の中止を考える．すなわち，①夜間睡眠が確保され，②日中の不調がなくなり，③不眠に対する恐怖感が軽減され，④適切な睡眠習慣が身につく，ことである．通常は安定した睡眠が得られて1～2か月を経過すれば過覚醒状態が回復し，睡眠習慣も改善し，睡眠薬中止の4条件が整うことが多い．うっかりして睡眠薬を飲み忘れてしまったなどというエピソードは，睡眠薬のやめどきを示唆している．医師は長期間にわたって漫然と睡眠薬処方を続けてはならない．

## やめる前の注意

　睡眠薬は2週間ごとに1/4ずつ減らすなどの減量方法と，予測される反跳性不眠や退薬症候について説明する．睡眠薬を半年以上服用している例では，中止時に不眠，不安，動悸，知覚過敏などの退薬症候が生じることがある．短時間作用型の睡眠薬では減量後すぐに現れ，そのままがまんしていれば数日程度で治まる．一方，長時間作用型の睡眠薬であれば服用を中止して少し遅れて出現し，1週間程度持続することがある（図1）．

## 睡眠薬中止を断念する場合

　服薬中止による退薬症候が重度で，長く持続する場合は，不眠症が治癒していないと判断して，中止を断念する．重度の不眠症，身体疾患や精神障害の合併，不安・依存の強い性格傾向などでは，睡眠薬の継続投与が必要なことがある．非ベンゾジアゼピン系睡眠薬を副作用がなく連用している場合には，定期的な診察と睡眠衛生指導を併用することとを前提に長期投与が許容される．

## 中止前の睡眠薬の整理

　睡眠薬を整理して最終的に反跳性不眠や退薬症候の少ない睡眠薬の単剤にする．バルビツール酸系睡眠薬や古典的な非バルビツール酸系睡眠薬を連用している場合には，ベンゾジアゼピン系あるいは非ベンゾジアゼピン系睡眠薬に置換してから，減薬・断薬を試みる．複数のベンゾジアゼピン系あるいは非ベンゾジアゼピン系睡眠薬を併用している場合には作用時間の短い睡眠薬から減量・中止し，作用時間の長い薬物を最後に残す．作用時間の短い睡眠薬を高用量用いているときは，いったん作用時間の長い睡眠薬に置換する．

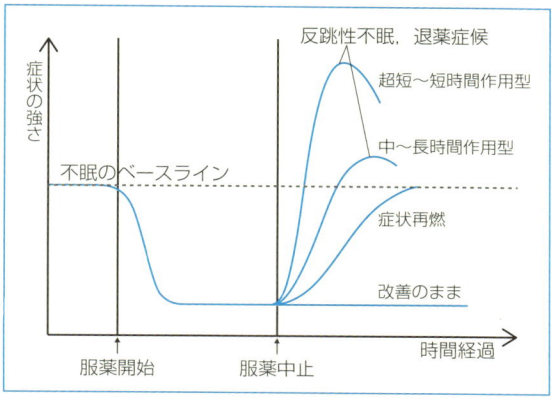

図1 反跳性不眠と退薬症候

表1 睡眠薬の離脱法

1. 作用時間の短い睡眠薬
   - 5〜6か月かけて行う
   - 2週間ごとに1/4ずつ投与量を減じる
   - 不眠が生じた場合には同じ睡眠薬の半量を頓用する
   - 定時処方を中止し，不眠時のみに最少用量を頓用する
   - 離脱中に頓用の使用回数が減らないときは，長時間作用型の睡眠薬を用いる
   - 以下の長時間作用型睡眠薬の離脱を実施する

2. 作用時間の長い睡眠薬
   - 3〜4か月をかけて行う
   - 2週間ごとに1/4ずつ投与量を減じる
   - 最少用量となったら2週間ごとに1日おき，2日おき，3日おきと服用期間を延長する
   - 定時処方を中止し，不眠時のみに最小用量を頓用する
   - 頓用を中止する

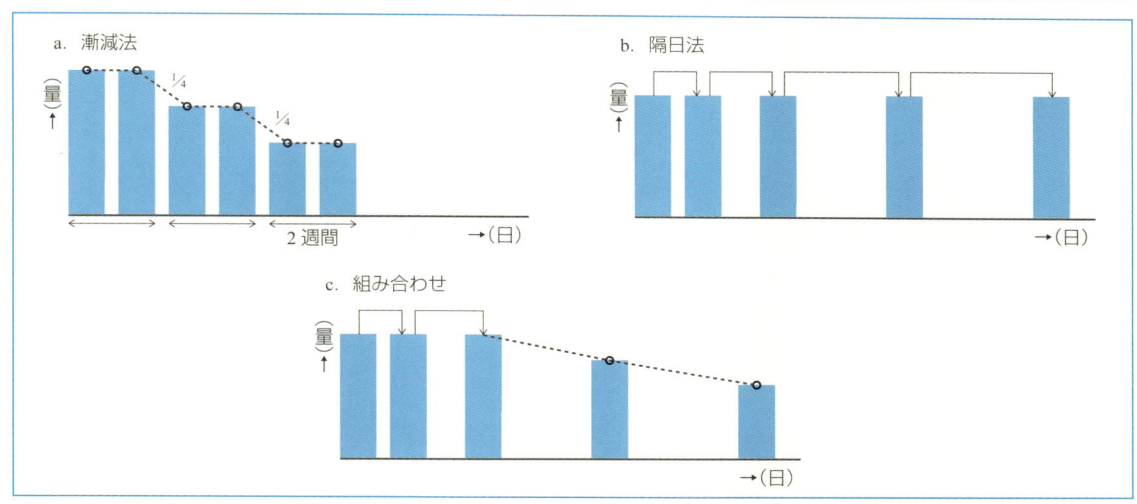

図2 睡眠薬のやめ方

## 漸減法と隔日法

　作用時間の短い睡眠薬は5〜6か月かけて，長い睡眠薬は3〜4か月をかけて漸減・中止する（表1）．睡眠薬が単剤になったら，**服用量を徐々に減らす漸減法**か，**服用しない日を徐々に増やす隔日法**を行う．両者を併用することもある（図2）．隔日法の休薬日には眠れないのではないかという不安が生じやすいので，眠くなってからベッドに入る，あるいは就床時刻を1時間遅らせるなどの工夫が必要となる．睡眠薬の離脱期間中は，短時間作用型の非ベンゾジアゼピン系睡眠薬少量（ゾルピデム 5 mg，ゾピクロン 7.5 mg，エスゾピクロン 1 mg など）やオレキシン受容体拮抗薬（スボレキサント）の頓用を許可する．

# 04 小児・思春期，女性例に対する睡眠薬の使い方

## 小児期の不眠

　小児の15〜30％に就寝時の問題があるといわれる．小児は自ら眠れないと訴えることはなく，ベッドに入ることを拒んだり，家族といっしょでないと眠らないなどの行動で表現する．適切な睡眠習慣の獲得を目標とした行動療法を優先して行う．すべての睡眠薬は小児に対する安全性が確立しておらず，使用のためのガイドラインがない．小児は代謝活性が高く，成人に比して血中消失半減期が短く，睡眠薬の効果には個体差が大きい．小児期は脳が未発達であり，超短時間作用型や高力価・高用量の睡眠薬を用いると**脱抑制や奇異反応（本来の作用とは逆作用の興奮・多動など）**を生じることがある．やむをえず使用する場合には，必要最少量を用いる（表1）．適応外処方はあくまでも例外として一時的な使用に限られ，その結果は医師個人の判断と責任に委ねられることになる．

## 思春期の不眠

　思春期に睡眠時間が短縮し，夜型化の傾向となるのは世界中で共通している．日本では10歳時の平均睡眠時間は8.7時間であるが，15歳時には7.7時間と，急激に1時間も短縮する．この時期に入眠困難を訴える例が少なくない．睡眠薬を使用する際には成人の用法・用量に準じて行うが，脳の発達がいまだ発達途上であるため脱抑制や奇異反応も生じうるので本人と家族に十分な説明を行う必要がある．

## 女性と不眠

　外国では女性のほうが男性より睡眠時間が長いが，日本では逆に女性のほうが男性よりも睡眠時間が短い．また，女性は月経周期に伴って，排卵から月経までの間は眠気が強く，レム睡眠潜時が短縮することがある．女性は男性よりも代謝活性が低く，薬物の血中濃度の個人差が大きく，副作用の発現率が高いといわれる．ベンゾジアゼピン系睡眠薬のトリアゾラムや非ベンゾジアゼピン系睡眠薬のゾルピデムは女性のほうが血中濃度が高くなりやすい．

**表1　小児薬用量換算表**

| | | | |
|---|---|---|---|
| Gaubiusの換算 | 4〜7歳：成人量の1/3 | 7〜14歳：成人量の1/2 | 14〜20歳：成人量の3/4 |
| Harnackの換算 | 3歳：成人量の1/3 | 7.5歳：成人量の1/2 | 12歳：成人量の2/3 |
| Augsbergerの式 | 小児量＝$\dfrac{年齢 \times 4 + 20}{100}$×成人量 | | |
| Crawfordの式 | 小児量＝$\dfrac{体表面積(m^2)}{1.73}$×成人量 | | |

## 妊娠と不眠

　　妊娠前半には疲労感を感じて眠気が強くなり総睡眠時間が延長する．妊娠後半には夜間の中途覚醒が増加し，深い睡眠が得られず，不眠が顕在化しやすい．妊娠初期はできるだけ薬物の服用を避ける．妊娠10週以降は薬物の催奇形性は少なくなるが，16週までは慎重でなければならない．分娩前に高用量の睡眠薬を連用した場合には，出産後新生児に離脱症状，黄疸，仮死等が報告されている．妊娠中の不眠症の治療には環境調整，心理教育，精神療法といった非薬物療法が優先される．しかし，重症不眠が持続すると妊娠中や産褥期のうつ病，あるいは産後精神病などの発症が懸念され，睡眠薬の使用を考慮することがある．個々の睡眠薬の危険性については付録「4　各種睡眠薬・睡眠改善薬の胎児危険度と授乳の可否」（p.138）を参照されたい．

## 妊娠中のレストレスレッグス症候群

　　妊娠の進行とともにレストレスレッグス症候群（restless legs syndrome：RLS）が1/3ほどの例にみられる．妊娠7～8か月頃が症状のピークで，脚の不快感により不眠が生じる．過労や睡眠不足，睡眠覚醒リズムの変化が誘因となり，規則的な生活を指導する．適度な運動，マッサージ，温浴，冷浴などが効果的なことがある．鉄欠乏が明らかな場合は鉄剤を補充する．

## 更年期と不眠

　　更年期を迎えた女性のおよそ半数が，寝つきがわるい，朝の寝起きの気分が悪い，あるいは日中眠いと訴える．不安やうつ症状を伴うこともある．更年期には女性ホルモンであるエストロゲンの分泌低下により，のぼせ，顔面潮紅，寝汗などが生じて睡眠がさまたげられることがある．ホルモン補充療法で不眠が改善することがあるが，併発症のリスクが増すことが危惧される．更年期に不眠症が発症し，睡眠薬服用のきっかけとなる人が少なくない．

---

**Case　40歳代，女性**

◇主訴
　　40歳を過ぎてから生理が不順になり，疲れやすく，イライラして怒りっぽくなり，寝つきが悪くなった．のぼせたり，ホットフラッシュが起こる．深夜に目が覚め，びっしょりと汗をかいていることもあった．朝はベッドから起き上がるのがつらくなり，仕事への意欲も低下してきた．婦人科を受診し更年期障害と診断された．ホルモン補充療法を開始し，徐々に活気が戻ってきたが寝つきの悪さは持続した．

◇処方例
　　エスゾピクロン（ルネスタ®，2 mg）1錠，就寝前投与

◇コメント
・ゾルピデム（マイスリー®，5 mg），ゾピクロン（アモバン®，7.5 mg）でもよい．
・ホルモン補充療法だけでは不眠が改善しないときに睡眠薬を併用する．
・認知行動療法の要点（睡眠薬を服用していない場合は眠くなってからベッドに入り，寝つくことができないときはベッドから離れる．朝は一定の時間に起き，睡眠が足りないと感じたときは短い仮眠で補う）を指導する．

# 高齢者に対する睡眠薬の使い方

## 高齢者は必要な睡眠時間が短い

　高齢者は筋量減少などによって基礎代謝が低下し，運動量も減少して消費エネルギーが低くなり，睡眠を維持するホルモンであるメラトニンの分泌量も低下するため睡眠時間が短くなる．平均睡眠時間は 60 歳で 6.2 時間，65 歳で 6.1 時間，70 歳で 5.9 時間，75 歳で 5.8 時間である．寝つくまでの時間やレム睡眠は若い人とさほど変わらないが，高齢者は徐波睡眠が減少し，中途覚醒が頻繁となり，まとまった夜間睡眠がとれなくなる．徐波睡眠とは寝ついてから 30 分ほどで出現する深いノンレム睡眠で，80 歳を過ぎるとほとんどみられなくなる．

## 高齢者の不眠の原因は多彩である

　高齢者では生活習慣病などの身体疾患や，うつ病などの精神疾患の合併頻度が高くなって様々な薬物を服用しており，これらが不眠の原因となる．また，睡眠時無呼吸症候群（sleep apnea syndrome：SAS），レストレスレッグス症候群（RLS），周期性四肢運動障害（periodic limb movement disorder：PLMD），レム睡眠行動障害（REM sleep behavior disorder：RBD），睡眠時こむら返りなどの睡眠障害も高齢者に多く，不眠の原因となっていることがある．

## 高齢者に慎重投与を求める薬物が多い

　日本老年医学会は，2015 年に高齢者に対してとくに慎重な投与を必要とする薬物リストを発表した（表 1）．

## 高齢者は薬物代謝が遅くなる

　高齢者は消化管機能が低下するが，薬物の吸収に関する機能低下は小さい．しかし，肝血流・肝細胞機能低下により薬物代謝能が低下し，消失半減期が延長して血中濃度が高くなりやすい．細胞内水分が減少し，脂肪量が増加するため，脂溶性薬物の睡眠薬は蓄積しやすい．長時間作

**表 1　高齢者への慎重投与を要する薬物**

1. ベンゾジアゼピン系睡眠薬
   ・過鎮静，認知機能低下，せん妄，転倒・骨折などのリスクあり
   ・睡眠薬を用いるときは非ベンゾジアゼピン系のゾルピデムやゾピクロンの少量，あるいは非鎮静系のラメルテオンかスボレキサントを用いるが，漫然と長期投与せず，減量・中止を検討する
2. 抗精神病薬
   ・やむを得ず用いるときはレボメプロマジンなどの定型抗精神病薬を避け，非定型抗精神病薬のクエチアピンを少量用いる

**表2** 高齢者の制限用量・初回開始用量を成人よりも低く設定している睡眠薬

1. 制限用量
   - スボレキサント（成人 20 mg, 高齢者 15 mg）
   - エスゾピクロン（成人 3 mg, 高齢者 2 mg）
   - トリアゾラム（成人 0.5 mg, 高齢者 0.25 mg）
   - エチゾラム（成人 3 mg, 高齢者 1.5 mg）
   - フルニトラゼパム（成人 2 mg, 高齢者 1 mg）

2. 初回開始用量
   - ゾルピデム（5 mg）
   - ゾピクロン（3.75 mg）
   - エスゾピクロン（1 mg）

用型睡眠薬や高用量投与では転倒による骨折のリスクが生じる．半減期が6時間以内の超短時間作用型睡眠薬では効果が6〜9時間持続し，半減期が6〜12時間の短時間作用型睡眠薬では効果が9〜18時間持続する．成人に比べて高齢者では睡眠薬の効果持続がおよそ1.5倍になると考えてよい．低用量で開始して必要最少量にとどめる．

## 高齢者の制限用量を低く設定している睡眠薬に注意

高齢者の制限用量を成人よりも低く設定している睡眠薬があるので注意しなければならない（表2）．

**Case　70歳代，男性**

◇主訴
　日中はあまり外出せず，居間でテレビを見ていることが多い．夕食後にはすることがないといって，夜8時を過ぎると布団に入ってしまう．寝つきはいいが夜中12時ころ目が覚めてしまい，その後眠れないと訴える．朝起きたときも疲労感が強く，眠気があり，頭痛もある．

◇処方例
　スボレキサント（ベルソムラ®，15 mg）1錠，就寝前

◇コメント
・睡眠リズムが前方にずれており，夕方に散歩に出て夕陽を浴びるなどの工夫をして就寝時間を遅くするよう指導する．
・日中の過ごし方や運動習慣などの生活指導を行う．

## Column

・入浴と睡眠

　就寝前に適温の入浴をするとリラックスでき，末梢血管が拡張して放熱し，就寝前には体温が下降するので寝つきがよくなる．脳の温度は37℃を中心に1日に1℃ほど変動し，早朝4時頃に最低となり，夕方の6時頃最高となる．就寝前1〜2時間に脳温の下降が急であるほど寝つきがよくなる．脳温を直接測るのは困難なので直腸温などの深部体温で代用される．入浴すると30分以内に深部体温が0.8℃ほど上がるといわれる．もちろん熱すぎる風呂は交感神経が興奮しすぎて逆に眠気がなくなってしまう．

## 06 認知症のある人の不眠症への対処法

### Alzheimer 型認知症は睡眠覚醒リズムが不規則になりやすい

　Alzheimer 型認知症の不眠の背景に睡眠覚醒リズム障害が存在することが多い．昼間うとうとしていて，夜間は目がさえるなどの昼夜逆転がみられ，夜間に徘徊が生じることもある．日中は外に出て太陽光を浴びるなど，日中に眠らないようにする工夫が必要である．Alzheimer 型認知症が進行すると 2 〜 3 日寝て，2 〜 3 日起きっぱなしになるなど，極端な睡眠リズム障害を呈することもある．これは神経細胞の変性が，中枢時計の視交叉上核まで及んだためと考えられる．

### 血管性認知症はせん妄が生じやすい

　血管性認知症では脳梗塞の部位によって症状が異なるが，片麻痺や失語などのため外出せずに部屋に引きこもっていると，夕方になって外界からの刺激が減ると不安になり，注意力や思考力が減退して認知障害が悪化する夕暮れ症候群（日没症候群，sundown syndrome）を呈することがある．さらに，夕方から夜間にかけて錯覚，幻覚，興奮がみられたり，一晩中不穏状態を呈する夜間せん妄が発症したりする．日中は活動性を保ち覚醒を維持するなどして，昼夜のメリハリをつけることが重要である．

### Lewy 小体型認知症は多彩な睡眠障害がみられる

　Lewy 小体型認知症は睡眠覚醒リズムが乱れることは比較的少ないが，鮮明な幻視や精神症状のために不眠となりやすい．よい時期と悪い時期の症状変動がみられ，Parkinson 症状を伴うことがある．認知障害が明らかになる以前に，夢に伴って大声を出したり，逃げようとしたり，ベッドパートナーに暴力をふるうなどのレム睡眠行動障害（RBD）がみられる．睡眠時ミオクローヌスが生じ，そのために中途覚醒がみられることもある．

### 認知症治療薬で不眠が出ることがある

　認知症治療に用いるコリンエステラーゼ阻害薬のドネペジル，ガランタミン，リバスチグミンは不眠を惹起することがあるので，午前中に投与する．中等度以上の Alzheimer 型認知症に用いる N- メチル -D- アスパラギン酸（NMDA）受容体拮抗作用をもつメマンチンは不眠は少ない．

### 筋弛緩作用のない睡眠薬を用いる

　睡眠薬は過鎮静や誤嚥，転倒・骨折のリスクを増大させるので，非鎮静系のメラトニン受容体作動薬のラメルテオン，オレキシン受容体拮抗薬のスボレキサント，あるいは非ベンゾジア

ゼピン系睡眠薬のゾルピデム，ゾピクロン，エスゾピクロンの少量を用いる．RBD のある人はラメルテオンを避ける．

## Case
**70歳，男性**

◇**主訴**
半年ほど前から，同じことを何度も繰り返して聞くようになった．日中はぼんやりと過ごし，夕食後はテレビを見ながらうたた寝をしている．そのあげく夜中に起き出して，探し物をしていることが多い．ある日の夜半，財布を盗られたと騒いで家人を起こすことがあった．もの忘れ外来を受診したところ，Alzheimer 型認知症の始まりといわれた．

◇**処方例**
ラメルテオン（ロゼレム®，8 mg）1 錠，就寝 1～2 時間前

◇**コメント**
・介護申請をして通所リハビリテーションを利用するなど，日中の活動量を確保する．
・抗認知症薬のコリンエステラーゼ阻害薬を朝食後に投与することで，日中の活気が出ることがある．
・ラメルテオンはすぐに効果が出ないので 1～2 週間は続けてもらう．

## Column

### ・断眠の世界記録

1964 年 1 月，17 歳の高校生ランディ・ガードナーは 264 時間（11 日間）断眠の世界記録をつくった．ランディはサンディエゴの科学博覧会で行われた長時間不眠実験に参加し，友人 2 人が交代でランディが眠らないように見張り，近くの海軍睡眠クリニックのジョン．J．ロス少佐が観察と記録を行った．

ランディは断眠 2 日目には気分が沈みがちとなり，体力・運動能力が低下した．4 日目には思考力が低下し，記憶力と集中力が減退し，協調性が失われた．頭の周りを帯状のものできつく締められている，街頭のあかりが霧につつまれて見えるなどの錯覚が生じた．5 日目の朝の 3 時半頃，通りの信号が人の姿になって見えるという幻覚，周りの人々から嫌われている，危害を与えられるなどの妄想が生じた．6 日目には，触覚によって物を判断する能力が失われ，話し方がのろくなり，ありふれた物の名前が言えなくなった．9 日目には思考が途切れがちになり，まとまった話ができなくなった．目がかすんで見えない状態が悪化し，左右の眼球がばらばらに動くことがあった．

11 日目に神経系の精密検査を受け，指のふるえ，軽い心雑音（断眠終了後 2 日目に消失），目の焦点が合わず，眼球がぐるぐると動き，顔の表情がなくなるなどの症状が認められた．しゃべり方は不明瞭で，抑揚がなく，注意を集中できる時間が極めて短い．100－7 の暗算を繰り返させると 65（つまり 5 回目）で止まり，理由を聞くと自分が何をすればよいのか忘れてしまったという．

世界記録を達成した 264 時間を経過したとき，ランディと 2 人の友人は実験を終了した．ランディは自宅に戻って 14 時間 45 分眠った．自然に目を覚まし，気分は極めて爽快で，精神機能も正常だった．すらすらとしゃべり，記憶力も復活し，幻覚や妄想も消え，視力も戻った．2 日目の夜はいつもより 4 時間ほど長く眠り，3 日目の夜はいつもより 2 時間半ほど長く眠り，その後は通常の睡眠時間となった．

# うつ病に伴う不眠症への対処法

## うつ病には不眠を伴う

うつ病の診断基準の一つに，2週間にわたってほとんど毎日不眠があるという項目がある．うつ病の不眠は早朝覚醒が特徴といわれるが，入眠困難や中途覚醒も多い．悪夢を伴うことがあり，悪夢は自殺企図に関連するという指摘もある．うつ病エピソードの期間に終夜睡眠ポリグラフ検査（PSG）を行うと，徐波睡眠が減少し，レム睡眠潜時が短縮し，睡眠前半でのレム睡眠が増加するなどの異常がみられる．

## 睡眠薬の併用はうつ病の寛解率を高める

うつ病では不眠への対応が必須であり，抗うつ薬に睡眠薬を併用することでうつ病の寛解率が高まるとのエビデンスがある．うつ病に前駆して不眠がみられたり，不眠が長く持続した後にうつ病が発症したりするので，不眠に対する早期の対処がうつ病の発症予防となる．うつ病が寛解した後にも不眠が残遺することがあり，うつ病の再発リスクと考えられている．うつ病寛解後の不眠に適切に対処することが再発予防につながる．

## 抗うつ薬による不眠に注意

標準的なうつ病治療薬である選択的セロトニン再取り込み阻害薬（SSRI）やセロトニン・ノルアドレナリン再取り込み阻害薬（SNRI）は副作用として不眠が生じる．このような場合には鎮静系抗うつ薬とよばれるトラゾドンやミアンセリン，あるいはミルタザピンに変更すること

表1　抗うつ薬のチトクロムP450（CYP）阻害作用

| | 一般名 | 商品名 | 1A2 | 2C19 | 2D6 | 3A4 | 2C9 |
|---|---|---|---|---|---|---|---|
| SSRI | フルボキサミン | デプロメール®，ルボックス® | +++ | +++ | + | ++ | ++ |
| | パロキセチン | パキシル® | + | + | +++ | + | + |
| | セルトラリン | ジェイゾロフト® | + | + | ++ | | + |
| | エスシタロプラム | レクサプロ® | | | + | | |
| SNRI | デュロキセチン | サインバルタ® | | | + | | |
| | ミルナシプラン | トレドミン® | | | | | |
| NaSSA | ミルタザピン | リフレックス®，レメロン® | + | | | + | |
| SARI | トラゾドン | レスリン® | | | | | |
| 四環系 | ミアンセリン | テトラミド® | | | | | |

〔Spina E, *et al*. : Clinically relevant pharmacokinetic drug interactions with second-generation antidepressants : an update. *Clin Ther* 2008 ; **30** : 1206-1227 参照〕

がある．鎮静系抗うつ薬はいずれもヒスタミン $H_1$ 受容体遮断作用が強く，催眠・鎮静作用をもつ．また，セロトニン 5-$HT_{2/3}$ 受容体遮断作用をもつことから徐波睡眠を増加させる効果も期待できる．

## SSRI は睡眠薬の血中濃度を上げることがある

SSRI はチトクロム P450 阻害作用をもち（表1），睡眠薬を併用するとその血中濃度が上昇し，予期せぬ副作用が発現することがある．とくに，フルボキサミンは CYP1A2，2C19，2D6，3A4，2C9 のいずれも阻害し，ラメルテオンとは併用禁忌である．

## 抗うつ薬によるレストレスレッグス症候群や周期性四肢運動障害に注意

強力なセロトニン 5-$HT_{2A}$ 受容体遮断作用をもつミアンセリンやミルタザピンはレストレスレッグス症候群（RLS）や周期性四肢運動障害（PLMD）を惹起することがあり，これが不眠の原因となっていることがある．SSRI はレストレスレッグス症候群を悪化させることも改善させることもある．

---

**Case** 30歳代，男性

◇主訴
　3か月前に重要なプロジェクトのリーダーになり，意気込んで誰よりも遅くまで仕事をするようになった．家庭生活も省みずに，土日も出勤することが多くなった．次第に寝つきが悪く，朝早く目が覚めてしまうようになり，集中力が落ち，ミスも増えて，ますます仕事時間が長くなった．あせる気持ちが強くなり，自分には能力がない，会社に申し訳ないと自分を責めるようになった．眠れるようになりたいと訴え，上司に勧められて受診した．

◇処方例
・ミルタザピン（リフレックス®，15 mg）1 錠，就寝前
・エスゾピクロン（ルネスタ®，3 mg）1 錠，就寝前

◇コメント
・うつ病が発症しており，休養と抗うつ薬投与が必要である．
・ミルタザピンは 1〜2 週間後に 2 錠に増量する．
・不眠が強いため，エスゾピクロンを併用する．

---

## Column

・日曜不眠症とは？
　日曜日の夜は寝つきが悪くなり，サンデーナイトインソムニア（日曜不眠症）とよばれる．翌日の仕事を控えて憂鬱になることが原因の一つである．ちなみに，翌日はブルーマンデー（憂鬱な月曜日）である．さらに，週末の睡眠習慣の変化が日曜不眠の原因となる．金曜や土曜の夜に夜更かしして翌朝寝過ごすことで，日曜の夜には体内時計が夜更かしのほうにシフトしてしまう．金曜や土曜の夜に多少夜更かししたとしても，日曜は平日の起床時間に起きることが重要である．睡眠遮断効果でかえって寝つきがよくなることもある．

# 08 その他の精神障害に伴う不眠症への対処法

## 全般性不安障害に伴う不眠

　重度の不安をもつ全般性不安障害は，過剰な不安が夜間にも持ち越されるため入眠困難や中途覚醒が生じる．全般性不安障害はうつ病との親和性が高く，背景にうつ病が存在するために不眠を呈していることもある．ベンゾジアゼピン系睡眠薬が適応となるが，認知行動療法を併用して長期投与にならない工夫が必要である．

## パニック障害に伴う不眠

　パニック障害は，突然のめまい，動悸，窒息感，手足のしびれ，ふるえ，発汗などの発作に襲われ，このまま死ぬのではないかといった恐怖感を伴う．20〜40歳代の若年・壮年期に多く，女性は男性より2〜3倍多い．日本では，戦前の精神科医・森田正馬が発作性神経症とよび，「不安をなくそうなどとせず，あるがままに不安を不安のままやりすごす」ことが治療の要点であると述べた．多くの例で夜間睡眠時パニック発作（nocturnal panic attack：NPA）が生じて中途覚醒が起こる．睡眠時パニック発作が起こったときも，慌てず騒がず「じっとしておく」ことで，不安を乗り越える力がつくとされる．

## 心的外傷後ストレス障害（PTSD）に伴う不眠

　強い恐怖体験などでPTSDを発症すると意識がさえすぎた過覚醒状態となり，不眠や悪夢が生じる．睡眠中に寝言を言ったり，叫んだり，動き回ったりすることもある．ベッドに入ると意識が低下して無防備になると感じることから，夜間に怖い場面が勝手に蘇ってくるフラッシュバックが起こりやすく，眠ることを恐れる人もいる．PTSDの不眠には睡眠薬の効果が乏しく，SSRIが第一選択薬として用いられる．SSRIの副作用で不眠が出現する場合には睡眠薬を追加投与する．

## 統合失調症に伴う不眠

　統合失調症では急性精神病状態のときに不眠がみられる．急性症状が消褪し，寛解した後に再び不眠が生じるようであれば，再燃の初期徴候と考えられる．慢性期に終夜睡眠ポリグラフ検査（PSG）を行うと睡眠効率が悪く，徐波睡眠が減少している．低力価のフェノチアジン系抗精神病薬であるレボメプロマジンや，非定型抗精神病薬のクエチアピンなどの鎮静系抗精神病薬は，ヒスタミン$H_1$拮抗作用，$α_1$アドレナリン拮抗作用，セロトニン5-HT拮抗作用をもち，夕食後あるいは就寝前に用いることで睡眠の改善が期待される．

## アルコール依存症に伴う不明

アルコール依存症に伴う不眠は睡眠薬の副作用が出やすく，依存が生じる可能性が高いため，**睡眠薬による対応が勧められない**．アルコール依存症の治療は禁酒が原則であり，禁酒が達成できてなお不眠症が持続する場合に睡眠薬使用を考える．

## せん妄に伴う不眠

せん妄に伴う不眠では**身体管理が最優先される**．やむをえず薬物を使用する場合にも，ベンゾジアゼピン系薬剤や抗コリン作用をもつ薬物は避ける．厚生労働省通達で，2011年9月からはクエチアピン，リスペリドン，ハロペリドール，ペロスピロンの4種類の抗精神病薬が「器質的疾患に伴うせん妄・精神運動興奮・易怒性」に対する使用が適応外処方であるが，審査上認められた．ほかには，従来より鎮静系抗うつ薬であるトラゾドンやミアンセリンも適応外使用であるが用いられてきた．最近，メラトニン受容体作動薬のラメルテオンがせん妄の予防効果があると報告された．

---

**Case**

**18歳，男性**

◇**主訴**
　大学に入学してから他人の目が気になるようになり，漠然とした不安感が生じた．やがて，外出すると周囲の人が自分のうわさをしていると感じたり，誰かが自分を陥れようとしていると感じたりするようになった．ベッドに入っても寝つくことができずに，明け方にようやくうとうとする程度であった．部屋に閉じこもって外出せず，昼夜逆転の生活となった．家族に伴われてメンタルクリニックを受診し，非定型抗精神病薬のアリピプラゾール（エビリファイ®）6 mgの投与を受けた．服用すると余計に眠れなくなると訴え，不眠の治療を希望して来院した．

◇**処方例**
クエチアピン（セロクエル®，100 mg）1錠，就寝前（クエチアピンを処方するときは糖尿病の既往や家族歴がないこと確認する）

◇**コメント**
・統合失調症は病識が乏しいため精神症状の治療を求めて受診することは少ないが，不眠の治療を求めて自ら受診することがある．
・アリピプラゾールなどの賦活系抗精神病薬はときに不眠を生じることがある．
・クエチアピンは抗幻覚妄想作用が弱いので，副作用に注意しながら漸増する．

---

## Column

**・アルコールと睡眠**

　アルコールの嗜好には大きな個体差があり，寝酒（ナイトキャップ）を飲むと寝つきがよくなるという人がいる．しかし，数日で耐性が生じて量を増やさないと効果が得られなくなる．アルコール摂取後数時間たつと睡眠が浅くなり，利尿作用と相まって中途覚醒・早朝覚醒が生じる．アルコールは睡眠の質を悪化させ，覚醒時の疲労回復感を低下させるので，睡眠を目的にアルコールを飲用することは厳禁である．寝酒は百害あって一利なしといえる．

# 高血圧・心疾患をもつ人への睡眠薬投与

## 不眠は高血圧を悪化させる

不眠により夜間の交感神経亢進状態が持続すると，就寝中の生理的血圧低下（dipper 型，日中よりも 10～20% 低い）が起こらず，夜間高血圧（non-dipper 型や riser 型）や早朝高血圧（morning surge）が生じる．高齢者に少なからずみられ，その悪影響が明らかな場合には睡眠薬を継続して投与することがある．

## 循環器用薬による不眠（表1）

高血圧の治療に用いる降圧薬が不眠の原因となっていることがある．交感神経抑制薬のクロニジン（カタプレス®），メチルドパ（アルドメット®），レセルピン（アポプロン®）などは抑うつ，不眠，悪夢を生じる．β遮断薬も不眠や悪夢を生じることがある．アンジオテンシン変換酵素（ACE）阻害薬による夜間の咳により不眠をきたすことがある．

## 虚血性心疾患

冠動脈疾患はアテローム性動脈硬化症で冠動脈が著しく狭くなり，心筋への血液供給が阻害されることで生じる．狭心症は虚血により特有の胸の痛みを引き起こすが，しばしば夜間に生じて睡眠を中断させる．動脈が完全に閉塞する心筋梗塞は明け方に多いが，睡眠時無呼吸症候群を合併している例では夜中に生じることがある．虚血性心疾患の治療に用いたβ遮断薬が不眠や悪夢の原因となっていることがある．

## 心不全

うっ血性心不全で肺にむくみがあると咳込んで入眠が困難になったり，息切れを感じて中途覚醒が生じる．仰臥位だと息苦しく，上半身を挙上することで息切れをやわらげることができるが，この姿勢だと不眠がちとなる．入眠しようとする時期にチェーンストークス呼吸とよば

**表1 不眠をきたす循環器用薬**

| 循環器用薬 | 薬剤 | 症状 |
| --- | --- | --- |
| 交感神経抑制薬 | クロニジン，メチルドパ，レセルピンなど | 不眠，悪夢，抑うつ |
| β遮断薬 | アテノロール，メトプロロール，プロプラノロールなど | 不眠，悪夢 |
| アンジオテンシン変換酵素（ACE）阻害薬 | エナラプリル，テモカプリル，トランドラプリルなど | 夜間の咳，不眠 |
| 利尿薬 | ヒドロクロロチアジド，トリクロルメチアジドなど | 夜間の尿意，不眠 |
| ジギタリス製剤 | ジゴキシンなど | 不眠，せん妄 |

れる特徴的な呼吸パターンで目が覚めることがある．酸素の補充や持続性気道陽圧装置（continuous positive airway pressure：CPAP）による心不全の治療が不眠も改善する．利尿薬を使用している人は夜間頻尿となって中途覚醒が頻繁に生じる．水分をひかえると脚のこむら返りが生じて不眠の原因となることがある．ジギタリス製剤が不眠やせん妄を生じることもある（表1）．

## Case：50歳代，男性，メタボリック症候群

◆主訴
40歳を過ぎて管理職になり，仕事のストレスが増え，酒量が増え，体重も増加した．検診で肥満，高血圧，脂質異常症，境界型糖尿病を指摘されたが受診しなかった．その後の検診でも同様の所見が繰り返し指摘されたが多忙を理由に放置していた．55歳のとき，自覚症状も病識もないため，精査と教育入院を命じられた．糖負荷試験で糖尿病型とされ，心肥大所見，脂肪肝が指摘された．また，睡眠中のいびきや無呼吸を指摘され，終夜睡眠ポリグラフ検査（PSG）を行ったところ，無呼吸低呼吸指数（AHI）が20で中等症の閉塞性睡眠時無呼吸症候群（OSAS）と診断された．カロリー制限，塩分制限，階段昇降運動などで体重，血圧，空腹時血糖，無呼吸指数は改善され，アンジオテンシンⅡ受容体拮抗薬（ARB）とインスリン感受性改善薬の投与を受けて退院となった．断酒を指示され，入院中から不眠がちであったが，退院後にはさらに入眠困難が増悪した．寝つきが悪いが，寝てしまえば朝まで眠れる．入眠困難の治療を求めて受診した．

◆処方例
エスゾピクロン（ルネスタ®，1 mg）1錠，就寝前

◆コメント
・睡眠時無呼吸症候群は日中の過眠を呈する疾患であるが，夜間の不眠を訴える例も少なくない．
・ベンゾジアゼピン系睡眠薬は筋弛緩作用があり，OSASを悪化させる可能性がある
・非ベンゾジアゼピン系睡眠薬は筋弛緩作用が少なく，とくにエスゾピクロンは呼吸障害をもつ不眠症患者への臨床試験で有用性が認められている．

## Column

### ・睡眠不足とメタボリック症候群との関係

多くの疫学研究は，睡眠時間の短縮，質の低下（徐波睡眠の減少），概日リズムの脱同調があると，肥満，2型糖尿病，脂質異常症，高血圧などのメタボリック症候群の合併頻度が高くなることを示している．米国保健栄養調査では，5時間未満の睡眠が続くと2型糖尿病の発症リスクが57％上昇したという．メタ解析の相対リスクは5～6時間の睡眠時間で1.28，入眠困難で1.57，睡眠の維持困難で1.84であった．実証研究では，健康な人の睡眠時間を制限すると耐糖能とインスリン感受性が低下し，肝臓のグルコース生産増加，末梢の糖処理低下，食後血糖上昇などの代謝障害が生じる．通常，夜間睡眠時には血中遊離脂肪酸が低下するが，睡眠不足があると夜間脂肪酸値が上昇することも報告された．このように睡眠不足とメタボリック症候群との因果関係を示す研究成果が次々と報告されている．

# 10 腎疾患・泌尿器疾患をもつ人への睡眠薬投与

## 夜間頻尿の原因は多彩

　夜間就寝中に排尿のために2回以上起きなければならないとき，夜間頻尿が臨床的に問題となる．高齢者の2/3では週に数回は頻尿のために睡眠が障害される．加齢により抗利尿ホルモンの分泌量が低下して夜間尿量が増加し，膀胱の伸展性が減少して貯留能が低下するためである．夕食後の水分摂取が多かったり，夕食後にカフェインを含む飲み物やアルコールを摂取したり，利尿薬などの薬物の服用が原因となっていることもある．また，過活動膀胱，前立腺肥大，うっ血性心不全，呼吸器疾患，腎疾患などが背景に隠れていることがある．睡眠時無呼吸症候群（SAS），周期性四肢運動障害（PLMD），レストレスレッグス症候群（RLS）のために夜間頻尿となっていることもある．排尿時間，尿量，尿漏れなどを継時的に記録する排尿日誌をつけてもらうと原因を推定しやすい．

## 腎障害による血漿蛋白低下の影響

　薬物は吸収されたのちに血漿蛋白と可逆的に結合する．蛋白と結合した薬物は血液脳関門を通過せず，遊離型の薬物のみが脳に到達して効果を発揮する．腎障害で血漿蛋白が低下すると薬物の遊離型が増えるが，すみやかに組織に再分布するためにその影響は一過性にすぎない．臨床的に問題となるのは複数の薬物を併用したときで，血漿蛋白との結合を巡って競合的相互作用が生じ，血漿蛋白結合率が高い薬ほどその影響を受ける．ワルファリンカリウムは睡眠薬との併用で遊離型が増え，薬理作用が強く出ることがある．

## 腎障害例では漢方薬による低カリウム血症に注意

　わが国の医療用漢方薬の7割は甘草を含有し，低カリウム血症による浮腫，高血圧，不整脈を生じることがある．とくに芍薬甘草湯（しゃくやくかんぞうとう），甘麦大棗湯（かんばくたいそうとう），炙甘草湯（しゃかんぞうとう），桔梗湯（ききょうとう）などは甘草の含有量が多く，腎機能が低下した例やループ利尿薬を使っている例では注意が必要である．

## 腎不全・腎透析患者の不眠

　腎透析患者で不眠を訴える人は多い．とくに女性，日中の眠気を訴える人，午後に血液透析する人，閉塞性睡眠時無呼吸症候群（obstructive sleep apnea syndrome：OSAS）の合併例などで頻度が高い．睡眠薬はほとんどが肝代謝であり，腎透析患者にも常用量を使用できるが，緩徐な増量（start low and go slow）が原則となる．メラトニン受容体作動薬のラメルテオンは腎不全・腎透析患者にも有効であるとのエビデンスがある．

## 腎透析患者のレストレスレッグス症候群

血液透析の合併症としてレストレスレッグス症候群（RLS）の頻度が高く，これが不眠の原因となっていることが多い．治療薬のドパミン作動薬のプラミペキソール（ビ・シフロール®）や，$α_2δ$ リガンドのガバペンチンエナカルビル（レグナイト®）はいずれも腎排泄であり少量を用いる．

### Case
60歳代，男性，慢性腎不全

◇主訴
　5年前より慢性腎不全にて透析中．3年前より，夜間に脚がむずむずして，じっとしていられない状態が出現するようになった．マッサージをしたり，動き回ったりすると楽になるが，ベッドに入るとまたむずむずしてなかなか寝つけない．最近は透析中にもむずむず感が生じて，足を動かさないと我慢できなくなった．夜間も透析中も眠れず，日中は眠くてつらいと言う．

◇処方例
・プラミペキソール（ビ・シフロール®，0.125 mg）1/2錠，就寝2〜3時間前
・透析前にもプラミペキソール（0.125 mg）1/2錠，頓用

◇コメント
・レストレスレッグス症候群による入眠困難であり，通常の睡眠薬は効果がない．
・プラミペキソールがレストレスレッグス症候群に適応があるが，腎排泄のため少量を用いる．
・肝代謝のドパミン作動薬（ロピニロール）もあるが，わが国ではレストレスレッグス症候群の適応がない．

## Column

・**健康な人の眠りとは？**

　眠くなって眠るのは疲れていたり，寝不足だったりするときで，通常は時間がきたのでベッドに入ると睡眠のスイッチが入っていつのまにか眠る．博物学の天才南方熊楠は自分がいつ眠りに落ちたかを記録しようと奮闘し，まさに眠りに落ちるその時刻を乱れた字で記載したといわれるが，通常は気づかないうちに寝ている．翌朝早くに予定が入っている場合は，眠くもないのに早い時間帯にベッドに入るが，それでも睡眠のスイッチが入る．ときには睡眠のスイッチが入らないことがあるが，健康な人は眠れないとあせらず，静かに横になって穏やかな心境でいられればよいと考える．

・**サマータイム**

　日本では，2015年の7〜8月に国家公務員の希望者を対象に始業時間を1〜2時間早め，午後4時15分以降は原則，会議を行わないなどの「早朝出勤」が実施された．「ゆう」活と称して，明るい時間が長い夏の夕方を家族などと過ごすオフタイムに充ててもらい，余暇を充実させワークライフバランスを実現するためという．明るい時間を有効に使うので照明の節約になり，経済も活性化し，交通事故や犯罪発生率の低下も期待されるとのこと．これは「サマータイム」とは異なり，時計をいじらずに出退時間を早める「時差出勤」である．一部の自治体や企業でも夏のイベントとして「早朝出勤」を実施して成果を上げているが，他県や取引先との対応にずれが生じることもあるようである．また，朝の保育園の送り迎えなどの家庭生活サイクルに支障が出たり，夏の夕方の時間を家で過ごすと冷房による電気使用量が増えたり，そして何より残業時間が増えるなどの危惧が指摘されている．緯度の高い国では，夏の明るい時間帯が極めて長いため，本格的な「サマータイム」の省エネ効果が大きく，地球温暖化の抑止への貢献が期待されている．しかし，東西南北に細長く蒸し暑い日本では省エネ効果に疑問があり，全国一律に「サマータイム」を導入する効果は限定的なようである．

# 呼吸器疾患をもつ人への睡眠薬投与

## 気管支喘息をもつ人への睡眠薬投与

喘息の発作は夜半から早朝にかけて起こりやすく，中途覚醒や早朝覚醒の原因になる．発作に対する恐怖によって入眠困難を訴える例もある．まず，喘息の治療が優先され，それでも不眠が持続する場合に非ベンゾジアゼピン系睡眠薬の使用を考慮する．$\beta$刺激薬やテオフィリンは不眠を惹起し，高用量のステロイドを服用している患者は情動障害や不眠を生じる（表1）．

## 慢性閉塞性肺疾患（COPD）に睡眠薬は原則禁忌

COPDはタバコなどの有害物質に長期にわたって曝露されることで生じる肺の慢性疾患である．40歳以上の喫煙者に多く，労作時の呼吸困難や慢性の咳や痰があり，入眠困難，早朝覚醒，日中の眠気がみられる．不安や抑うつを伴うことも少なくない．レム睡眠中は呼吸筋筋力低下による低換気となり，睡眠時無呼吸症候群（SAS）を合併することも多い．ベンゾジアゼピン系睡眠薬の筋弛緩作用は呼吸機能を悪化させ，睡眠中の低換気による高炭酸ガス血症を伴う呼吸不全（$CO_2$ナルコーシス）を起こすおそれがある．酸素投与で不眠も改善することがある．軽度～中等度のCOPDであれば，メラトニン受容体作動薬，オレキシン受容体拮抗薬，非ベンゾジアゼピン系睡眠薬の少量を用いることがある．

## 睡眠時無呼吸症候群をもつ人への睡眠薬投与

閉塞性睡眠時無呼吸症候群（OSAS）では40～50％の例に不眠がみられる．軽度～中等度のOSASであれば睡眠薬を使用しても呼吸状態は悪化しないといわれる．持続性気道陽圧装置（CPAP）導入時に睡眠薬を併用することで効率的に適正圧を設定でき，長期的なアドヒアランスが向上することがある．ベンゾジアゼピン系睡眠薬は筋トーヌスを低下させるため使用を避け，筋弛緩作用のない非ベンゾジアゼピン系睡眠薬，メラトニン受容体作動薬，オレキシン受容体拮抗薬を優先する．重症例ではCPAP治療中であっても酸素飽和度を低下させるおそれが

表1　不眠をきたす呼吸器用薬

| 薬物 | 例 | 副作用 |
|---|---|---|
| $\beta$刺激薬 | サルブタモールなど | 不眠，不安，頭痛，悪心・嘔吐 |
| キサンチン誘導体 | テオフィリン | 不眠，心悸亢進，けいれん（乳幼児） |
| ステロイド薬* |  | 不眠，易刺激性 |
| ニコチン製剤 | 経皮吸収ニコチン製剤，バレニクリン | 不眠，悪夢 |

＊：経口薬や注射薬に比べると，吸入用ステロイドは不眠などの副作用出現頻度が少ない．

あるので睡眠薬の使用を控える．

## 禁煙補助薬が不眠の原因となることがある

経皮吸収ニコチン製剤（ニコチネル®TTS®）や，ニコチン受容体部分作動薬のバレニクリン酒石酸塩（チャンピックス®）が不眠の原因となることがある（表1）．

**Case 1**
60歳代，男性，気管支喘息

◇主訴
　小児喘息の既往や喫煙歴はないが，50歳代から喘息の発作が生じるようになった．経口ステロイド薬で発作は抑制されるが，抑うつ気分を訴え，夜間浅眠になるという．これまでに何度か経口ステロイド薬の離脱を試みるが，その都度呼吸機能検査値が低下する．新しい吸入ステロイド薬や配合剤が発売されるたびに試みるが症状が悪化するため，現在もテオフィリンとベタメタゾン1/4錠を朝1回内服中である．寝つきはまずまずだが，すぐに目が覚め，再び入眠することがむずかしい．

◇処方例
トラゾドン（デジレル®，25 mg）1錠，就寝前

◇コメント
・トラゾドンはセロトニン受容体拮抗・再取り込み阻害作用（SARI）をもつ抗うつ薬である．
・トラゾドンの半減期は約6時間と短く，就寝前に投与すると催眠作用がある．
・抗うつ作用を期待して使用する場合は75 mg程度に増量する必要がある．
・抗コリン作用は少ない．

**Case 2**
70歳代，男性，慢性閉塞性肺疾患（COPD）

◇主訴
　定年退職後，一人暮らし．50年来，タバコを30本/日吸っていた．数年前から階段を昇るときに息切れを感じた．最近は湿性咳嗽を自覚し，痰の量も増加したので内科を受診した．聴診にて肺胞呼吸音減弱，呼吸機能検査にて閉塞性換気障害を指摘され，COPDと診断された．吸入用抗コリン薬を使用し，禁煙を指示された．しかし，夕食後はやることがないと言って夜間にタバコを5〜10本を吸ってしまう．いつまでも眠くならず，寝つくのが明け方になってしまう．禁煙外来に通いながら睡眠薬を服用したいと希望している．

◇処方例
以下のいずれかを用いる．
・ラメルテオン（ロゼレム®，8 mg）1錠，就寝1〜2時間前
・スボレキサント（ベルソムラ®，15 mg）1錠，就寝前頓用

◇コメント
・ラメルテオンはすぐに効果が現れないので2週間は連用するよういう．
・軽症の場合にはスボレキサントを頓用で用いてもよい．
・スボレキサントは発売直後で安全性に関する十分なデータがない．
・いずれも筋弛緩作用がなく理論上はCOPDにも使用できる．

# 12 その他の身体疾患をもつ人への睡眠薬投与

## 消化器疾患は不眠の頻度が高い

逆流性食道炎はストレス，喫煙，加齢などにより，食道下部括約筋の機能が低下することで生じる．妊娠，肥満，便秘による腹圧の上昇なども原因となる．夜間の胸焼け，心窩部不快感，胃部の痛みによって入眠困難や中途覚醒が生じる．アルコール摂取を控え，就寝前の摂食を避けるよう指導する．胃潰瘍や十二指腸潰瘍をもつ人は，空腹となる夜間の心窩部痛や灼熱感により中途覚醒が生じる．治療に用いる $H_2$ 受容体拮抗薬のシメチジン（タガメット®）等は不眠や過眠を生じることがある．原疾患の治療によっても不眠が持続する場合は睡眠薬を併用する．

## 肝障害

睡眠薬の多くは肝代謝であるため，肝硬変例では代謝速度が著明に低下し，**重症肝機能障害例には睡眠薬投与は禁忌**である．しかし，肝硬変でも肝代謝第II相は保たれるため，睡眠薬を使用するときはグルクロン酸抱合で代謝されるロルメタゼパム（エバミール®，ロラメット®）などを用いる．C型肝炎の治療に用いられるインターフェロン製剤は高率に不眠や抑うつを生じる．

## 内分泌疾患

コントロール不良の糖尿病をもつ人は寝汗や夜間頻尿により中途覚醒が多くなる．糖尿病性神経障害をもつ人は夜間の疼痛だけでなく，レストレスレッグス症候群（RLS）や周期性四肢運動障害（PLMD）を合併しやすく，これらも不眠の原因となる．一方，不眠が持続すると交感神経系を刺激し，カテコールアミン分泌が過剰になってインスリン抵抗性が惹起され，高血糖が持続するという悪循環が生じる．睡眠薬投与は一般的原則に従う．

甲状腺疾患は機能亢進症では不安，焦燥，寝汗，不眠が生じ，機能低下では精神活動の不活発，肥満，睡眠時無呼吸症候群（SAS）をきたし，睡眠の質が悪化する．甲状腺ホルモン補充療法で用いるレボチロキシン（$T_4$合成ホルモン，チラージン®S）やリオチロニン（$T_3$合成ホルモン，チロナミン®）等を高用量投与すると不眠が生じることがある．

## 慢性疼痛疾患

がん患者に不眠の合併頻度が高いが，その要因は疼痛，適応障害，うつ，せん妄，投与中の薬物など多彩である．原因を検索し，原因除去が優先される．睡眠薬を用いる場合は認知行動療法を併用し，なるべく少量を使用する．がん患者の不眠，抑うつ，嘔気にミルタザピン（リフレックス®，レメロン®）が有効であったとの報告がある．不眠とともに興奮がみられる場合は少量のクエチアピン（セロクエル®）などの鎮静系抗精神病薬を用いることもある．

リウマチ性疾患では疼痛による入眠困難，中途覚醒がある．線維筋痛症は不眠の合併が極めて高い．終夜睡眠ポリグラフ検査（PSG）を行うと，徐波睡眠期のデルタ波にアルファ波が混じる特異な脳波異常を示す（α-δ睡眠とよばれる）．睡眠からの覚醒後にリフレッシュ感がなく（unrefreshing sleep），非回復睡眠（nonrestorative sleep）となる．鎮静系抗うつ薬が適応となる．

### 瘙痒性皮膚炎

アトピー性皮膚炎や皮膚瘙痒症などをもつ人はとくに夜間に痒みが増強し，およそ半数の人に不眠が生じる．重症例ではほとんど眠れないと訴える人もいる．夜間に痒みが増強する要因は，夜間に皮膚温が上昇したり，外部刺激が減少して痒みへ意識が集中するなど様々である．原疾患の治療が優先され，十分な治療を行っても不眠が残る場合に睡眠薬を考慮する．

---

**Case 1**　50歳代，男性，肝硬変

◇主訴
　C型肝炎による肝硬変で，消化器内科通院中である．手掌紅斑と胸部クモ状血管腫を認める．神経質で几帳面な性格で，若いときから不眠傾向があった．最近とくに寝つきが悪く，寝ついてもすぐに目が覚める．睡眠時間を確保しなければいけないとあせり，余計に眠れなくなった．肝機能障害（血清ビリルビン値，アンモニア値，膠質反応値の上昇，コリンエステラーゼの低下）があるため，肝臓に負担の少ない睡眠薬を希望している．

◇処方例
ロルメタゼパム（エバミール®，ロラメット®，1 mg）1錠，就寝直前

◇コメント
・不安の強い不眠症例で肝機能障害があるため，ベンゾジアゼピン系睡眠薬でグルクロン酸抱合で代謝されるロルメタゼパムを選択する．
・CYP酵素が関与しないため，CYP誘導薬や阻害薬との薬物相互作用を示さない．

---

**Case 2**　30歳代，男性，アトピー性皮膚炎

◇主訴
　小児期よりアトピー性皮膚炎の治療を受け，抗ヒスタミン薬の内服とステロイド軟膏の外用を行っていた．全身の皮膚は乾燥し，顔面紅斑があり，四肢躯幹には紅斑鱗屑と瘙破痕がみられる．夜間の瘙破は自覚しており，夜は痒みのため寝つきが悪く，寝ついても瘙破のため目が覚めることが多い．日中の眠気が強く，最近は仕事に支障が出るようになった．

◇処方例
ゾルピデム（マイスリー®，10 mg）1錠，就寝前

◇コメント
・第一世代の抗ヒスタミン薬は催眠作用があるが止痒作用がないため，痒みによる不眠には用いない．
・第二世代の抗ヒスタミン薬で痒みの治療を十分に行い，そのうえで不眠があれば睡眠薬の適応となる．
・非ベンゾジアゼピン系睡眠薬は，入眠効果とともに徐波睡眠を増やす作用があることから，瘙破の頻度が減少することが期待される．

## 13 薬剤が原因となる不眠症に注意

### 不眠をきたす薬物

中枢神経興奮作用をもつ多くの薬物が副作用として不眠を生じる(表1). 中枢神経刺激薬, ノルアドレナリン作動薬, セロトニン作動薬, 抗コリン薬, ステロイド製剤, 強心配糖体, 非ステロイド性消炎鎮痛薬, 免疫抑制薬, 抗腫瘍薬, ニューキノロン系抗菌薬などである. ドパミン作動薬は夜間不眠だけでなく, 日中の突発性傾眠を生じることがある. 高齢者では抗潰瘍薬のシメチジン($H_2$受容体拮抗薬)で不眠やせん妄が生じる. 薬物ではないが, アルコール, カフェイン, ニコチンの3大嗜好品は, いずれも不眠を引き起こす. 一般用医薬品(OTC)も, キサンチン類やエフェドリン誘導体を含む鎮咳薬, カフェインを含む総合感冒薬, 鼻炎薬, 解熱鎮痛薬など, 不眠を生じる成分を含む.

### 睡眠時随伴症を生じる薬物

睡眠薬をアルコールと併用すると睡眠時遊行症などの睡眠時随伴症が生じることはよく知ら

**表1 不眠をきたす代表的な薬物**

| | | | |
|---|---|---|---|
| ●中枢神経刺激薬<br>　メチルフェニデート<br>　モダフィニル<br><br>●抗うつ薬<br>・SSRI<br>　パロキセチン<br>　セルトラリン<br>　フルボキサミン<br>　エスシタロプラム<br>・SNRI<br>　デュロキセチン<br><br>●抗精神病薬<br>　アリピプラゾール | ●抗てんかん薬<br>　ラモトリギン<br>　ゾニサミド<br><br>●降圧薬<br>・β遮断薬<br>　プロプラノロール<br>・交感神経抑制薬<br>　クロニジン<br>　メチルドパ<br>　レセルピン<br>・アンジオテンシンⅡ受容体拮抗薬<br>　イルベサルタン<br>　ロサルタン<br><br>●利尿薬<br>　ヒドロクロロチアジド<br>　トリクロルメチアジド | ●ジギタリス製剤<br><br>●高脂血症薬<br>　アトルバスタチン<br>　ロスバスタチン<br>　コレスチラミン<br><br>●パーキンソン病治療薬<br>　レボドパ<br>　セレギリン<br>　ペルゴリド<br>　アマンタジン<br><br>●非ステロイド性消炎鎮痛薬<br><br>●ニューキノロン系抗菌薬 | ●ステロイド製剤<br><br>●呼吸器用薬<br>・β刺激薬<br>　サルブタモール<br>・気管支拡張薬<br>　テオフィリン<br><br>●抗認知症薬<br>　ドネペジル<br>　ガランタミン<br>　リバスチグミン<br><br>●甲状腺ホルモン<br><br>●アトモキセチン<br>●カフェイン<br>●ニコチン<br>●アルコール |

れているが，炭酸リチウム，抗精神病薬，三環系抗うつ薬などでも睡眠時随伴症が生じる．降圧薬のβ遮断薬やα₂遮断薬，交感神経抑制薬，ドパミン作動薬は悪夢を生じ，パーキンソン病治療薬のレボドパは悪夢や突然悲鳴を上げて起き上がったりする夜驚などの睡眠時随伴症を生じる．

## Column

### ・重大な産業事故は睡眠不足が原因

　1979 年 3 月 28 日午前 4 時頃，米国ペンシルヴェニアのスリーマイル島の原子炉 2 号機が事故を起こした．スタッフは 1 週間交代のシフト制で働いており，オペレータは数日前に夜間勤務につき，事故当日は眠気により注意力が欠けていたという．補助給水ポンプの弁が閉じていて原子炉を冷却する水が不足していたが，オペレータはしばらく事態に気づかず，気づいたときには原子炉が溶解寸前まで進んでおり，危機的状況になっていた．

　1986 年 1 月，ケネディ宇宙センターから発射されたスペースシャトル「チャレンジャー」が爆発炎上して，乗組員全員が死亡した．米国航空宇宙局（NASA）は月に 1 回以上の打ち上げが可能であることを実証したがっており，5,000 人を超えるスタッフには膨大な仕事量が課され，時間をせかされ，平均勤務時間は 10 〜 12 時間となっていた．不慮の出来事で進行が遅れると休憩をとらずに働き続け，優秀なスタッフほど長時間の勤務を強いられた．打ち上げ前日の午後 7 時に電話会議が始まり，補助ロケットの合成ゴムリングの疲弊が報告されたが，会議では無視されて発射の判断が下された．後に調査委員会は長時間勤務と睡眠不足により電話会議での意思疎通を欠き，十分な情報交換が行われなかったと指摘した．

　1986 年 4 月，ウクライナのチェルノブイリ原子力発電所は，政府から装置の運転実験を指定された期日までに終了するよう求められていた．交代制の勤務体制がとられ，職員は長時間の残業を強いられ，疲労困憊していた．細部を綿密に点検する気力に欠けており，安全装置を同時に切ったときにどうなるかの点検が行われないまま，夜中の午前 1 時過ぎに実験が行われた．自動安全装置が切られ，オペレータは必要な操作の逆のことをして，原子炉の緊急冷却装置のスイッチをオフにした．その結果，原子炉から高温で極めて放射性の高い物質が 3,200 km 四方にばらまかれ，1,700 万人もの人が被曝した．

　1989 年 3 月，エクソン社の石油タンカー・ヴァルディーズ号のアラスカ沖の座礁事故は，船長が酒に酔って舵をとっていなかったことが原因と報道された．実際には三等航海士が舵をとっていたが，長時間勤務で睡眠不足が重なり，生体リズムが低下する午前 1 時頃に眠り込んでしまったことが原因のようである．24 万バレルの原油が流れ出し，原始そのままの美しいフィヨルドとうたわれた入江に流れ込み，大規模な環境破壊を招く米国史上最大のタンカー事故となった．聴聞会で明らかになった事実によると，エクソン社は不況のあおりを受けて人員削減に追い込まれており，ヴァルディーズ号の乗組員の勤務時間は 1 日平均 12 〜 14 時間を越していたという．

# 14 睡眠薬の代謝と相互作用

## 薬物は肝で代謝される

多くの薬物は肝の第1相反応（おもに酸化反応）と第2相反応（抱合反応）の2段階を経て，体外に排出される．第1相反応には代謝酵素チトクロム P450（CYP）が関与し，CYP には42の分子種がある（表1）．通常，薬物は複数の分子種によって代謝されるが，ラメルテオンやトリアゾラムは1つの分子種に大きく依存するため，CYP 誘導薬や阻害薬の影響が大きい．睡眠薬の効果を減弱させる薬と増強させる薬を一覧表で示した（表2）．

## 薬物代謝の個人差

CYP には遺伝子多型が存在し，薬物代謝の個人差を生む要因となっている．野生型遺伝子をホモでもつ場合は代謝能力が高く，extensive metabolizer（EM）とよばれる．ヘテロでもつ場合は中等度の代謝能力をもち，intermediate metabolizer（IM）とよばれる．変異遺伝子をホモでもつ人は酵素活性が著しく低いか，ほとんど酵素活性をもたず，poor metabolizer（PM）とよばれる．日本人では CYP2C19 の PM が 15～20% 存在する．CYP2C9 の PM は 3%，2D6 は 1% 以下である．

### 表1 代謝酵素チトクロム 450（CYP）の分子種と代謝される薬物

| CYP 分子種 | 睡眠薬・睡眠改善薬 | その他の薬物 |
| --- | --- | --- |
| 1A2 | | 三環系抗うつ薬<br>ワルファリンカリウム（血液凝固阻止薬）<br>プロプラノロール（抗不整脈薬）<br>テオフィリン（気管支拡張薬）<br>チザニジン（中枢性筋弛緩薬） |
| 2D6 | ミアンセリン（鎮静系抗うつ薬） | 抗精神病薬<br>三環系抗うつ薬<br>フルボキサミン（SSRI）<br>パロキセチン（SSRI）<br>プロプラノロール（抗不整脈薬） |
| 2C9/19 | | 三環系抗うつ薬<br>バルプロ酸ナトリウム（抗てんかん薬）<br>ワルファリンカリウム（血液凝固阻止薬） |
| 3A3/4 | ベンゾジアゼピン系睡眠薬<br>ゾルピデム（非ベンゾジアゼピン系睡眠薬）<br>クエチアピン（非定型抗精神病薬）<br>トラゾドン（鎮静系抗うつ薬）<br>フェノバルビタール（抗てんかん薬） | 三環系抗うつ薬<br>フルボキサミン（SSRI）<br>ワルファリンカリウム（血液凝固阻止薬）<br>キニジン（抗不整脈薬）<br>シクロスポリン（免疫抑制薬）<br>エリスロマイシン（消化性潰瘍治療薬）<br>ケトコナゾール（抗真菌薬） |

**表2** 睡眠薬の効果を減弱させる薬と増強させる薬

| | | |
|---|---|---|
| 効果の減弱 | 中枢刺激薬など | 覚醒促進薬(メチルフェニデート，ペモリン，モダフィニル)<br>気管支拡張薬(テオフィリン) |
| | 吸収阻害 | 制酸剤 |
| | 代謝促進<br>CYP3A4 誘導 | デキサメタゾン<br>抗てんかん薬(カルバマゼピン，フェニトイン，フェノバルビタール)<br>抗結核薬(リファンピシン) |
| | 代謝促進<br>CYP1A2 誘導 | ニコチン(喫煙，間接吸煙)<br>カフェイン |
| 効果の増強 | 中枢神経抑制 | 抗ヒスタミン薬，バルビツール酸系薬剤，三環系抗うつ薬，アルコール |
| | 代謝阻害<br>CYP3A4 阻害 | 抗HIV薬(リトナビル，インジナビル)<br>SSRI(フルボキサミン，パロキセチン，セルトラリン)<br>経口避妊薬<br>アゾール系抗真菌薬(イトラコナゾール，ケトコナゾール，フルコナゾール)<br>マクロライド系抗菌薬(エリスロマイシン，クラリスロマイシン，ジョサマイシン)<br>Ca拮抗薬(ベラパミル，ジルチアゼパム，ニカルジピン)<br>抗潰瘍薬(シメチジン)<br>グレープフルーツ |
| | 代謝阻害<br>CYP1A2/2C19 阻害 | フルボキサミン<br>プロトンポンプ阻害薬(オメプラゾール)<br>アゾール系抗真菌薬(イトラコナゾール，ケトコナゾール，フルコナゾール) |
| | 代謝阻害<br>CYP2D6 阻害 | 抗潰瘍薬(シメチジン)<br>抗不整脈薬(キニジン)<br>SSRI(フルボキサミン，パロキセチン) |

## CYP3A4 誘導薬と阻害薬

　CYP3A4 は肝 CYP の 30% を占め，ベンゾジアゼピン系睡眠薬を含め，多くの睡眠薬の主要な代謝酵素である．CYP3A4 を誘導する薬物があり，西洋オトギリソウ(セントジョーンズワート)も 3A4 を強力に誘導する．

　CYP3A4 を阻害する薬物はさらに多い．抗真菌薬イトラコナゾールはトリアゾラムの作用を大きく増強(薬物血中濃度曲線下面積〈AUC〉が約 22 倍)するため併用禁忌である．グレープフルーツに含まれるフラノクマリンも CYP3A4 を長時間(人によっては 3 日間程度)阻害するため，グレープフルーツジュース 1 杯(200 cc)が睡眠薬の作用を増強する．

## CYP1A2/2C19 誘導薬と阻害薬

　CYP1A2 は肝 CYP の 13%，2C19 は 20% を占め，喫煙やタバコの煙の間接吸引等で誘導され，SSRI のフルボキサミンで強力に阻害される．ラメルテオンは CYP1A2/2C19 で代謝されるため，CYP1A2/2C19 阻害薬のフルボキサミンは併用禁忌である．

## CYP2D6 誘導薬と阻害薬

　CYP2D6 は肝 CYP の 3% を占め，白人はこの変異遺伝子をホモでもつ人が少なくないが，日本人は CYP2D6 の PM は 1% 以下とまれである．

## 15 睡眠薬を過量服用してしまったら

### 過量服用時の基本的事項

睡眠薬の急性中毒は対症療法が主体であり，気道確保，酸素投与，補液などを行いながら，バイタルサインを確認する．低酸素血症や炭酸ガス貯留が認められる場合には，気管挿管と人工呼吸器管理が必要となる．十分な補液を行っても血圧低下がみられる場合には，ドパミンなどの昇圧薬を使用する(図1)．このほか，誤嚥性肺炎，深部静脈血栓症・肺塞栓症，低体温，横紋筋融解症などの合併症にも注意する．

### 睡眠薬の服薬状況を確認する

本人から服薬時間やその内容を聴取できることもあるが，意識障害のため情報が確認できないときは同伴者や家族からできるだけ正確な情報を収集する．睡眠薬の種類や用量は薬の空き袋などから推測できることがある．バルビツール酸系睡眠薬，ベンゾジアゼピン系睡眠薬，および三環系抗うつ薬に関しては，尿中薬物簡易スクリーニングキット(Triage®)により検出可能である．現在でもバルビツール酸系睡眠薬が使われていることがあり，高用量を服用した場合には昏睡，血圧低下，心停止などをきたして致死的となることがある．

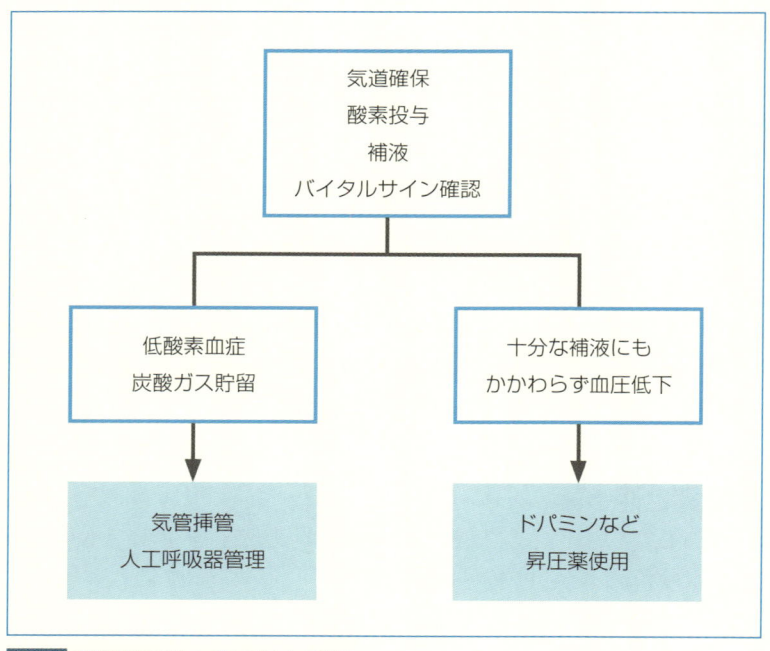

図1 睡眠薬急性中毒の対応手順

## 胃洗浄，活性炭使用の判断

　　服薬後1時間以内であれば胃洗浄が有効であるが，1時間以上を経過していると効果なく，むしろ誤嚥性肺炎などのリスクが上昇する．催吐や下剤投与，大量輸液や強制利尿の意義はない．また，1時間以内であればベッドを45度に挙上して経鼻胃管を挿入し，1 g/kgの活性炭をぬるま湯に懸濁して投与する．

## ベンゾジアゼピン系睡眠薬の過量服用

　　ベンゾジアゼピン系睡眠薬の過量服用による症状は，軽症では傾眠，めまい，構音障害，運動失調などである．高用量だったりアルコールやほかの抑制系薬剤が併用された場合には，意識障害や呼吸抑制が出現し重症化することがある．ベンゾジアゼピン系睡眠薬は脂溶性で，蛋白結合率が高いため，血液透析は無効である．

## フルマゼニルの静脈内投与について

　　ベンゾジアゼピン拮抗薬であるフルマゼニル（アネキセート®）の静脈内投与は，ベンゾジアゼピン系睡眠薬の鑑別に有用である．ベンゾジアゼピン系薬剤による鎮静解除や呼吸抑制軽減効果は一過性であるため，フルマゼニルを治療薬として用いることはない．長期間にわたってベンゾジアゼピン系薬剤の高用量を服用していたり，三環系抗うつ薬を同時に過量服用していた場合にはフルマゼニルによるけいれん発作誘発のリスクに注意する．

## 自殺企図後の精神科的評価

　　睡眠薬の過量服用は自殺企図や衝動行為によるものが多い．急性中毒から回復した後に，希死念慮の有無と深刻度，過量服用の理由，背景にある精神症状や精神疾患について評価し，精神科入院治療の必要性を判断する．

---

### Column

**・線維筋痛症の不眠**

　　線維筋痛症は全身の広範囲の疼痛と特徴的な圧痛点をもち，頭痛，抑うつ，下痢・便秘，膀胱炎など，多彩な症状を呈する原因不明の難治性疾患である．ほとんどの例で不眠を合併し，いくら寝てもすっきりしない unrefreshing sleep が特徴である．朝起床時には疼痛をより強く感じ，圧痛も増強する．終夜睡眠ポリグラフを記録すると，ノンレム睡眠のデルタ波にアルファ波が混在する α-δ 睡眠のパタンを示す．α-δ 睡眠には疾患特異性はなく，うつ病などの精神疾患で最初に報告され，その後は痛みや疲労感を主訴とする疾患で多く報告されている．そのなかでも，強い不安を訴える症例に多く認められることから，昼間の高い覚醒水準を反映している所見と考えられている．健常人でも深い睡眠を遮断した状態で出現することがあり，とくに主観的睡眠感と客観的睡眠状態が解離する逆説性不眠症例でよくみられる．ベンゾジアゼピン系抗不安薬や三環系抗うつ薬は α-δ 睡眠の出現に影響せず，選択的セロトニン再取り込み阻害薬（SSRI）は α-δ 睡眠を減少させるため，セロトニン欠乏が疼痛と睡眠障害を惹起するとの仮説がある．

# 16 睡眠薬を服用している人の自動車運転

## 2014年に改正道路交通法と新しい特別刑法が施行された

　道路交通法(表1)には薬物の影響も含め「過労運転禁止」の条項がある．2014年に施行された改正道路交通法では，免許申請あるいは更新の際に過剰な眠気の項目を含む報告票への回答が義務づけられ，故意に虚偽記載した場合に懲役や罰金が課されることとなった．新しい特別刑法「自動車運転死傷行為処罰法」(表2)では，薬物の影響も含めて正常な運転に支障が生じるおそれがある状態で自動車を運転して人身事故を起こした場合に，準危険運転致死傷罪ともいうべき重い刑罰が課される可能性がある．睡眠薬を服用して眠気が生じた場合に，自動車運転を控えるといった自己責任が求められている．

## 睡眠薬服用の翌朝には運転技能や注意力が低下する

　厚生労働省研究班・日本睡眠学会「睡眠薬の適正な使用と休薬のためのガイドライン2013」では，睡眠薬を服用した翌朝に自動車運転を行うことは推奨できないとし，睡眠薬を処方する

---

**表1** 改正「道路交通法」(2013年6月改正，2014年6月施行)

- もともとの道路交通法第66条には，「何人も，過労，病気，薬物*の影響その他の理由により，正常な運転ができないおそれがある状態で車両等を運転してはならない」という，「過労運転等の禁止」条項がある．
- 同第117条2の2には，「これに違反すると3年以下の懲役又は50万円以下の罰金に処する」とある．
- 新たに改正された道路交通法では，免許申請・更新の際の調査票への虚偽記載に対して，「1年以下の懲役又は30万円以下の罰金」が課された．
- 報告票には，「過去5年以内において，十分な睡眠時間を取っているにもかかわらず，日中，活動している最中に眠り込んでしまったことが週3回以上ある」などの質問に「はい，いいえ」で回答する項目がある．

*：薬物とは，一般に市販されている一般用医薬品(OTC)や医療用医薬品など，すべての薬物が含まれる．

**表2** 特別刑法「自動車運転死傷行為処罰法*1」(2013年11月成立，2014年5月施行)

- 「アルコール又は薬物*2の影響により，その走行中に正常な運転に支障が生じるおそれがある状態で自動車を運転し，そのアルコール又は薬物の影響により正常な運転が困難な状態に陥り，人を負傷させた者は十二年以下の懲役に処し，人を死亡させた者は十五年以下の懲役に処するものとすること」という刑罰が新設された．

*1：単に「処罰法」ともよばれる．
*2：薬物とは一般に市販されている一般用医薬品(OTC)や医療用医薬品など，すべての薬物が含まれる．
注)運転前に運転適性を欠く状態になるかもしれないという認識があり，かつ客観的な因果関係が認められた場合に，準危険運転致死傷罪ともいうべきこの新しい刑罰が適用されるという．

医師には運転をしないよう適切に指導することを勧告している．眠気を自覚していれば適切な予防措置を講じることができるが，眠気が慢性化すると慣れが生じ，眠気をうまく自覚できなくなる．また，注意力低下は自覚できないことが多いため重大な結果につながりかねない．睡眠薬を投与開始してから日が浅い例，半減期が長い睡眠薬を投与している例，高用量投与例などではとくに注意が必要である．半減期が短い睡眠薬投与例でも深夜に服用した場合には危険性が増す．カフェインなどの一時的な眠気覚ましは事故防止の解決策にならない．

## すべての睡眠薬の添付文書には運転禁止と記載されている

　日本では，すべての睡眠薬の添付文書に「自動車の運転等危険を伴う機械の操作に従事させないよう注意すること」と記載されている．運転に注意するよう指示すればよいと誤解している医師が少なくないが，「従事させないよう注意」するのであって運転禁止である．外国の添付文書には一律に運転禁止とは記載されておらず，「副作用が運転技能に支障をきたさないことを十分に確認するまでは，運転を控えるように伝える」といった合理的な記載になっている．2015年には，厚生労働省安全対策課，医薬品医療機器総合機構（PMDA），および各学会により，わが国の添付文書の記載内容に関する協議が始まった．

## 厚生労働省の課長通達では運転禁止の説明を徹底するよう求めている

　2013年5月に，「添付文書の使用上の注意に自動車運転等の禁止等の記載がある医薬品を処方又は調剤する際は，医師又は薬剤師からの患者に対する注意喚起の説明を徹底させること」という厚生労働省課長通達が出された．PMDAのホームページの一般向けQ&Aには，「くすりの使用中に車の運転をしていいかどうかはどうしたらわかりますか」という質問に対して，「医師が処方するくすりの場合は，処方医や調剤した薬剤師から注意があるはずです」と記載されている（https://www.pmda.go.jp/safety/consultation-for-patients/on-drugs/qa/0018.html）．現在では睡眠薬によって眠気を自覚したら運転を中止する義務があるという考えが支配的である．

## 日本精神神経学会は一時的に運転を控えるよう勧告している

　睡眠薬を服用している人に服用量や服用期間などを無視して一律に運転不可とするのは非合理であり科学的でない．自動車運転に支障をきたす副作用が生じていると考えられる患者にのみ，運転禁止が適用されるべきである．不眠症自体が日中の眠気，注意力，集中力，反射運動能力の低下を招くため，不眠症の治療を受けないままでいることが事故の危険を増大させかねない．病気が関係した自動車事故の司法判断では，運転適性のためには疾患を良好にコントロールするため必要な薬物を適切に内服すべきとしており，添付文書の記載と矛盾する．このような背景から，日本精神神経学会は2014年6月に「患者の自動車運転に関する精神科医のためのガイドライン」を公表し，「薬物の開始時，増量時などに，数日は運転を控え，眠気等の様子をみながら，運転を再開するよう指示する」ことを提案している．

# 第Ⅱ章
# 睡眠薬各論

〈個別薬剤解説の凡例〉
① **作用時間**：未変化体と活性代謝物の血中消失半減期（$T_{1/2}$），受容体への親和性や動態を総合的に考慮して，ベンゾジアゼピンの薬物の分類（下記）に準じて4類型に分類した．
　・超短時間作用型（血中消失半減期ではおおよそ6時間未満）
　・短時間作用型　　（　〃　　6〜12時間）
　・中間時間作用型（　〃　　12〜24時間）
　・長時間作用型　　（　〃　　24時間以上）

② **適応**：薬物の添付文書の効能・効果に準じて以下の5類型に分類した．
　・不眠症
　・鎮静（麻酔前投薬を含む）
　・精神疾患（神経症，うつ病，統合失調症を含む）
　・てんかん
　・その他

# 第Ⅱ章
# 睡眠薬各論

## A 不眠症臨床で用いられる薬剤

A　不眠症臨床で用いられる薬剤

# 01　オレキシン受容体拮抗性睡眠薬

## オレキシンは覚醒維持作用をもつ神経伝達物質である

　オレキシンは1998年に当時テキサス大学の柳沢研究室の桜井らによって発見されたペプチド性神経伝達物質で，翌年には西野らによって過眠症であるナルコレプシーでは欠損していることが見出された．オレキシンは視床下部外側野（LHA）の限局した部位の神経細胞から分泌され，オレキシンAとオレキシンBの2種類がある．

## オレキシン受容体には2種類ある

　オレキシン受容体は，オレキシン1受容体（OX1R）と2受容体（OX2R）の2種類があり，オレキシンAはOX1Rに，オレキシンBはOX1RとOX2Rの両方に親和性をもつ．OX1Rはノルアドレナリンの中枢である青斑核に多く存在し，ノルアドレナリンを介する覚醒効果を発揮するが，その覚醒作用はさほど強くない．OX2Rはヒスタミンの中枢である結節乳頭核（TMN）に多く存在し，ヒスタミンを介する強い覚醒維持作用を示す．

## オレキシン受容体遮断作用をもつ睡眠薬の開発（図1）

　オレキシン受容体拮抗薬は内因性オレキシンの働きを弱めることで覚醒維持作用を減弱させて睡眠を誘発する．GABAの働きを強める薬のように脳全体を抑制することがないので，鎮静作用，抗不安作用，筋弛緩作用はなく，認知障害や前向性健忘も生じない．GABA受容体作動薬は脳のGABA受容体を20～30％占有すれば効果が出現するが，オレキシン受容体拮抗薬が催眠作用を発揮するためにはオレキシン受容体の65％以上という高い占有率が必要とされる．オレキシン受容体の片方に作用する単オレキシン受容体拮抗薬（single orexin receptor antagonist：SORA）と，両方に作用する二重オレキシン受容体拮抗薬（dual orexin receptor antagonist：DORA）が開発されつつある．

## わが国で最初にスボレキサント（ベルソムラ®）が発売された

　2014年に，世界にさきがけてわが国でDORAであるスボレキサント（ベルソムラ®）が発売された．第Ⅲ相臨床試験では，入眠潜時が短縮し，総睡眠時間が延長し，中途覚醒時間が短縮し，その効果が12か月間持続した．有害事象は眠気，倦怠感，口渇など軽微で，断薬時の反跳性不眠や退薬症候もなかった．高用量では異常な夢，入眠時幻覚，睡眠麻痺が増加する傾向にあるが，懸念された情動脱力発作（カタプレキシー）は出現しなかった．なお，米国では2015年にわが国よりも少量の5～15 mgを認可した．薬理学的作用からみれば高齢者や身体疾患をもつ例にも安全に使用できると考えられる．鎮静系睡眠薬が禁忌の慢性閉塞性肺疾

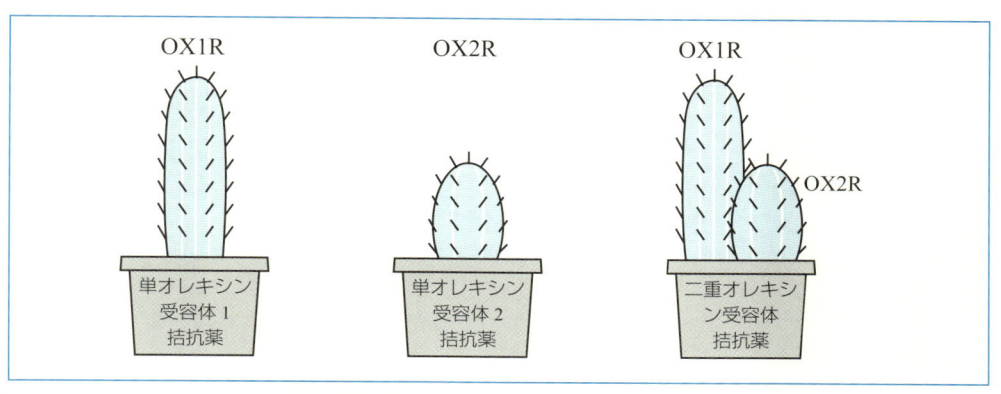

**図1** 3種類のオレキシン受容体拮抗薬の受容体阻害プロフィール

オレキシン受容体にはオレキシン1受容体(OX1R)とオレキシン2受容体(OX2R)の2種類がある．オレキシン受容体拮抗薬はどちらかの受容体に親和性をもつ単オレキシン受容体拮抗薬と，両方の受容体に親和性をもつ二重オレキシン受容体拮抗薬とがある．OX1RよりもOX2Rに拮抗する薬物のほうが催眠作用が強く，二重オレキシン受容体拮抗薬が最も強い催眠作用を示す．

(COPD)や急性狭隅角緑内障例にも使用できるかもしれない．しかし，長期使用の有効性と安全性に関するエビデンスは十分でなく，今後，実地臨床の経験を積み重ねていくことが重要になる．

## 非鎮静系睡眠薬は不眠症治療を変える

　鎮静系睡眠薬は服用後の鎮静作用により効果を実感しやすいが，非鎮静系睡眠薬は服用後に主観的な眠気は自覚しないため，効果が弱いと感じられるかもしれない．しかし，不眠症治療の基本は適切な睡眠環境と睡眠習慣の指導であり，睡眠薬はあくまで治療の補助であるという不眠症治療の基本を見直すきっかけになる．非鎮静系睡眠薬は不眠症治療のリテラシーを向上させる契機になると思われる．

# A 不眠症臨床で用いられる薬剤

**短時間型　不眠症**

## 01　オレキシン受容体拮抗性睡眠薬
### スボレキサント

- オレキシン受容体拮抗薬で，作用機序からは入眠短縮よりも睡眠維持への効果がより期待される．
- ベンゾジアゼピン系睡眠薬にみられる反跳性不眠や退薬症候がないため，依存傾向は少ない．
- 向精神薬指定はないが，習慣性医薬品指定はある．
- 認知障害が少なく，筋弛緩作用もないため，転倒・骨折のリスクが少なく，高齢者にも使いやすい．
- 食直後には服用しない．
- 長期使用の有効性と安全性に関するエビデンスは少ない．
- 新しい作用機序でいまだ臨床使用経験が限られている．

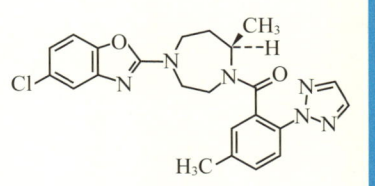

| 作用機序 | |
|---|---|
| | ・2つのオレキシン受容体(オレキシン1，オレキシン2)拮抗薬<br>・高い受容体占拠率(65%以上)で薬効が生じる<br>・受容体結合の1/2結合時間(最大占拠率の50%結合に達するまでの時間)が80分と短く，即効性がある<br>・受容体結合の1/2解離時間(最大占拠率の50%解離に達するまでの時間)が89分と短く，作用時間は短い |
| **薬剤** | |
| | ・薬効分類名：オレキシン受容体拮抗薬，不眠症治療薬<br>・商品名：ベルソムラ®(MSD) …p.141参照<br>・剤型：錠15 mg，20 mg<br>・規制区分：向精神薬指定なし，習慣性医薬品指定<br>・処方日数制限：14日(発売後1年，2015年11月まで) |
| 効能・効果・用法・用量 | ・不眠症(**成人20 mg，高齢者15 mg**，高齢者では血中濃度が高くなりやすい)．就寝直前に使用<br>＊第III相国際共同試験ではプラセボに比べて主観的睡眠潜時が平均5分以上短縮し，主観的総睡眠時間が10数分延長した<br>＊二次性不眠症への有効性・安全性は確立されていない<br>＊ほかの不眠症治療薬との併用の有効性・安全性は確立していない |
| 薬物動態 | ・最高血中濃度到達時間($T_{max}$)：約1.5時間<br>・血中消失半減期($T_{1/2}$)：約10時間<br>・肝代謝(おもな代謝酵素　CYP3A)<br>・食直後の服用は血中濃度が上がらず，効果発現が遅れるため，**食事中や食事直後の服用は避ける**<br>・光および湿気を避ける |
| **使用上の注意** | |
| 警告 | なし |
| 禁忌 | 本剤の過敏症，**CYP3Aを強く阻害する薬物**(イトラコナゾール，クラリスロマイシン，リトナビル，サキナビル，ネルフィナビル，インジナビル，テラプレビル，ボリコナゾール)投与中の患者 |

| 慎重投与 | ・ナルコレプシーまたはカタプレキシーのある患者は症状を悪化させることがある<br>・肝障害例，高齢者，重度の呼吸機能障害，脳器質障害例には慎重投与 |
|---|---|
| 併用注意 | ・アルコール(飲酒)<br>・中枢神経抑制薬(フェノチアジン誘導体，バルビツール酸誘導体など)<br>・CYP3A 阻害薬(ジルチアゼム，ベラパミル，フルコナゾールなど)<br>・CYP3A 誘導薬(リファンピシン，カルバマゼピン，フェニトイン等)<br>・ジゴキシン |
| 重大な副作用 | なし |
| 副作用 | 傾眠(プラセボよりも優位に多い有害事象は傾眠のみ)，頭痛，疲労，浮動性めまい，悪夢，睡眠時麻痺・入眠時幻覚・異常な夢，睡眠時随伴症，夢遊症状 |

## Column

### ・不眠症治療の経過

「睡眠薬の適正使用及び減量・中止のためのガイドライン」には，不眠症治療のステージ(下記)と，それぞれの時期に遭遇するクリニカル・クエスチョンを設定している．

①睡眠薬の選択，②服用法の指導，③二次性不眠症への対応，④難治性(慢性)不眠症への対応，⑤睡眠薬の副作用とその対処，⑥不眠治療のゴール，⑦睡眠薬の減量・中止

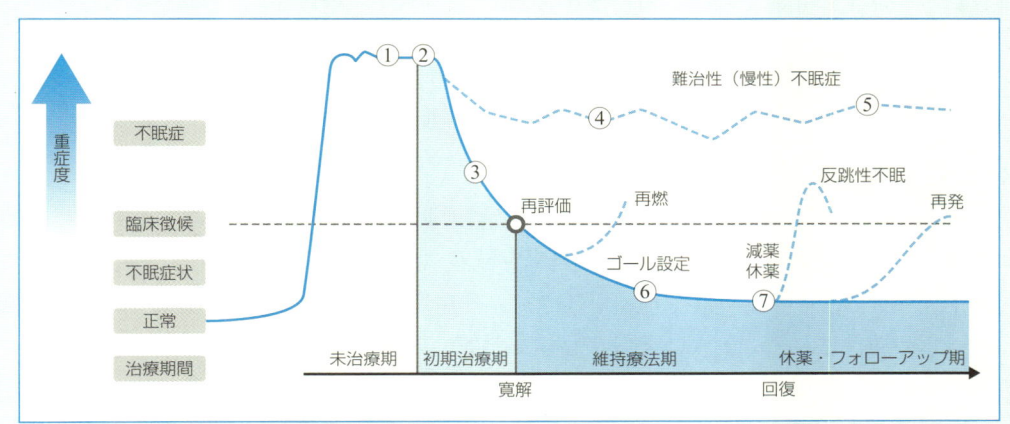

〔厚生労働科学研究・障害者対策総合研究事業「睡眠薬の適正使用及び減量・中止のための診療ガイドラインに関する研究班」および日本睡眠学会・睡眠薬使用ガイドライン作成ワーキンググループ編：睡眠薬の適正な使用と休薬のための診療ガイドライン―出口を見据えた不眠医療マニュアル―．2013，5〕

# 02 メラトニン受容体作動性睡眠薬

## メラトニンは睡眠覚醒リズムを調整する

メラトニンは1958年にLernerらによって分離抽出されたホルモンで，おもに松果体から概日リズム（サーカディアンリズム）に応じて分泌される．すなわち，朝6時頃の起床時に太陽光などの光を浴びるとメラトニンの分泌が止まり，約14～16時間後の夜21時頃に分泌が再開する．夜中の2～3時頃に分泌のピークがあり，朝まで持続することから，暗闇ホルモン（hormone of darkness）などとよばれる．最も重要な機能は視交叉上核（SCN）に作用して睡眠覚醒リズムを調整することである．メラトニン受容体には3つのサブタイプがあり，メラトニン1（$MT_1$）受容体を刺激すると体温を低下させることにより睡眠を促し，メラトニン2（$MT_2$）受容体を刺激すると体内時計を同調してサーカディアンリズムの位相を変化させ，メラトニン3（$MT_3$）は末梢作用のみである．

## メラトニンと強い光は睡眠リズムを逆方向に動かす（図1）

朝強い光を浴びると睡眠リズムが早寝・早起きの方向にシフトし，位相前進とよばれる．このような光の同調作用は体温が上昇し始める時刻からおよそ4～5時間に限られ，午前9時を過ぎると同調機能はなくなる．また，寝る前に光を浴びると睡眠リズムが遅寝・遅起きの方向にシフトし，位相後退とよばれる．日中に光を浴びても，このような位相前進あるいは後退は生じない．一方，メラトニンは光の影響とは逆の方向で睡眠リズムに影響を与える．朝になってもメラトニン分泌が抑制されないと睡眠リズムの位相が後退する．夜間にメラトニンが再分泌されると位相が前進する．このことから朝に光を浴びてメラトニンを抑制することが夜間の入眠を容易にし，夜間に数百ルクスでも網膜に光を受けるとメラトニン分泌が抑制されて寝つきが悪くなる．

## メラトニン受容体作動性睡眠薬（図2）

ラメルテオン（ロゼレム®）はわが国で開発された世界で最初のメラトニン受容体作動薬である．$MT_1/MT_2$受容体の両方に作用し，睡眠覚醒リズムをもつ人の不眠症に適応がある．睡眠相後退症候群の患者に就寝時刻前に服用させ，連用することで睡眠相が望ましい時間帯に前進することが期待される．効果の発現が遅れるのは，入眠作用が$MT_2$受容体を介するサーカディアンリズムの位相変化に基づくためと考えられる．鎮静作用や抗不安作用はない．ラメルテオンは向精神薬指定のない睡眠薬である．欧州ではメラトニン徐放薬が先行して発売されたためラメルテオンは発売されていない．

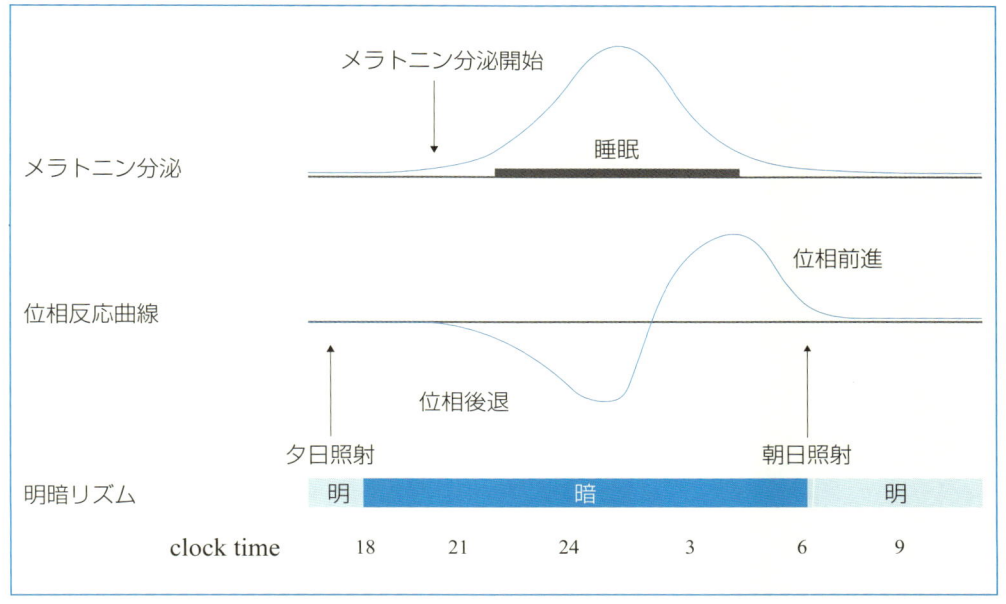

**図1** メラトニンと光による体内リズムの位相前進および後退

上段の図はメラトニン分泌の時間経過を示し，夜21時頃に分泌が始まり，夜中2〜3時頃にピークとなり，朝になると分泌が停止する．下段の図は光の体内リズムに与える影響を示したもので，太陽が西に沈んでメラトニンの分泌が開始する頃から入眠までに光を浴びると体内リズムの位相が後退し，眠くなる時間帯が後ろにずれる．一方，睡眠の終わる明け方から覚醒後数時間の間に光を浴びると位相が前進し，その日の晩に眠くなる時間帯が前にずれる．

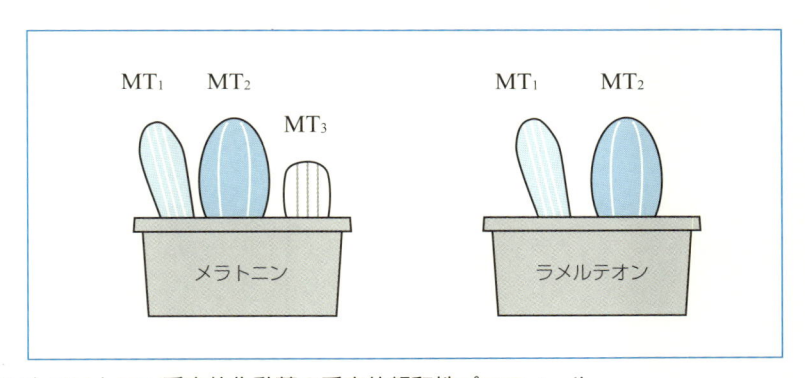

**図2** メラトニンとメラトニン受容体作動薬の受容体親和性プロフィール

メラトニン受容体には覚醒シグナルを抑制する $MT_1$，睡眠覚醒リズムの位相を変化させる $MT_2$，末梢作用の $MT_3$ がある．メラトニン受容体作動薬のラメルテオンは中枢作用の $MT_1$ と $MT_2$ に親和性をもち，催眠作用とリズム調整作用を示す．

## ラメルテオン(ロゼレム®)の臨床

臨床試験では半年以上連用しても耐性が形成されず，メタアナリシスではプラセボよりも多く発現した副作用はなかった．離脱症状や依存性はなく，反跳性不眠，退薬症候，筋弛緩・運動失調，認知機能障害，健忘作用もないため，高齢者や基礎疾患をもつ人にも使いやすい．不眠症例には毎日同じ時刻に服用させ，2週間投与して効果のないときは中止する．重症の慢性不眠症への効果は期待しにくい．Alzheimer型認知症の夜間睡眠の改善と夜間異常行動の抑制に有効であることが報告された(Hatta K, et al.: Preventive effects of ramelteon on delirium: a randomized placebo-controlled trial. *JAMA Psychiatry* 2014 ; **71** : 397-403).しかし，Alzheimer型認知症が進行するとSCNのメラトニン受容体が減少するためメラトニン補充療法は無効であるとの指摘もある．ほかの睡眠薬と直接比較したランダム化比較試験（RCT）はなく，長期使用の有効性と安全性に関するエビデンスは十分でない．

## Column

・**長時間睡眠者**

　適正睡眠時間が長い人を長時間睡眠者とよび，10時間以上の睡眠が必要な人とされる．長時間睡眠者と自認する人も，実際には温かい布団にくるまっているのが好きとか，朝に目が覚めてもそのままぐずぐずしているのが好きとかいう人が多いように思われる．真の長時間睡眠者は多忙な現代社会ではハンディを背負っていることになる．歴史上の人物では，シェークスピア，デカルト，サミュエル・ジョンソン，アインシュタインなどが知られている．シェークスピアは睡眠の効用を絶賛し，「罪のない眠り，心配事のもつれ糸を編み直してくれる眠り，その日その日の死の床，苦しい労働の後の沐浴，傷ついた心の軟膏，大自然の与える滋養，人生の宴を飾る山海の珍味」とマクベスに語らせている．サミュエル・ジョンソンはイギリスで最初に英語辞典を編纂した教育者であったが，「私は生涯にわたって昼までベットから起き上がらなかった．しかし若者たちにむかっては早起きをしない者は大成しないと熱心に説いていた」と揶揄している．

・**短時間睡眠者**

　適正睡眠時間が短い人を短時間睡眠者とよび，5時間未満の睡眠時間で足りる人とされる．ミケランジェロ，ダ・ヴィンチ，ワシントン，ナポレオンなど天才人や刻苦勉励型の伝説的人物が多い．その背景には，睡眠は無駄な時間とする考え方がある．短時間睡眠者の代表のようにいわれるエジソンは，「たいていの人間が必要量の倍は食べすぎであり，眠りすぎである．この過多のおかげで，人々は健康を害し，無能になる」と書いている．4時間しか眠らなかったといわれるマーガレット・サッチャーは，「睡眠なんて弱虫のためのもの」と言ったという．しかし，短時間睡眠者は昼寝の達人といえるかもしれない．エジソンの助手は「先生は夜に少ししかお休みになりません．昼寝をたくさんなさるだけです」と言った．1日数時間しか寝なかったと伝えられるウィンストン・チャーチルは，「私は戦争がはじまったとき昼寝を欠かさなかった．そうしなければ私の義務を果たせなかったからである」と述懐した．昼寝をしなかったナポレオンは「重大な場面で睡眠不足のために何度か判断を誤った」と指摘する歴史家は多い．

A 不眠症臨床で用いられる薬剤

> 短時間型　　不眠症

## 02　メラトニン受容体作動性睡眠薬
## ラメルテオン

- メラトニン受容体作動薬で，鎮静作用や抗不安作用はない．向精神薬指定も習慣性医薬品指定もない．
- 入眠困難を訴える例に，毎日同じ時刻に服用させる．食直後には服用させない．
- 即効性がないので，2週間程度は連用してもらう．
- 睡眠覚醒リズム障害例，とくに夜型化の著明な不眠症に用いるとよい．
- 高齢者や身体疾患をもつ例にも使用できる．
- 重症の慢性不眠症への効果は期待できない．
- 副交感神経を優位にするため，COPDや急性狭隅角緑内障例にも使用できる．
- 長期使用の有効性と安全性に関するエビデンスは十分でない．
- 向精神薬指定がなく，処方日数制限がない．

| 作用機序 | |
|---|---|
| | ・内因性メラトニンよりも高い親和性をもって2つのメラトニン受容体（M1およびM2）に結合する<br>・夕方から就寝前の時間帯に服用するとリズム位相を前進させる |
| 薬剤 | |
| | ・薬効分類名：メラトニン受容体アゴニスト　　・規制区分：向精神薬指定なし，習慣性医薬品指定なし<br>・商品名：ロゼレム®（武田）…p.141参照　　・処方日数制限：なし<br>・剤型：錠8 mg |
| 効能・効果・用法・用量 | ・不眠症における入眠困難の改善（**成人8 mg**，就寝前に使用）<br>＊臨床試験では12か月間連用後の断薬でも反跳性不眠は認めない<br>＊睡眠ポリグラフ研究では，軽睡眠，徐波睡眠，レム睡眠のいずれにも影響しない<br>＊ベンゾジアゼピンなどによる不眠治療歴のある例，精神疾患の現症・既往歴のある例の有効性・安全性は確立していない |
| 薬物動態 | ・最高血中濃度到達時間（Tmax）：**約0.8時間**<br>・血中消失半減期（$T_{1/2}$）：**1〜2時間**（消失半減期は短いが，低いメラトニン受容体占拠率で薬効を示すため，翌朝の持ち越し効果がある）<br>・肝代謝（おもにCYP1A2，一部CYP2Cサブファミリーやv CYP3A4）<br>・食事と同時もしくは**食直後は吸収が阻害される** |
| 使用上の注意 | |
| 警告 | なし |
| 禁忌 | 本剤の過敏症，高度な肝障害，**フルボキサミン投与中の患者**（フルボキサミンは強いCYP1A2阻害作用がある） |
| 慎重投与 | ・肝障害，高齢者，高度の睡眠時無呼吸症候群，脳器質障害例には慎重投与<br>・2週間をめどに使用し，効果がないときは中止を考慮し，漫然と投与しない |
| 併用注意 | CYP1A2阻害（キノロン系抗菌薬など），CYP2C9阻害薬（アゾール系抗真菌薬フルコナゾールなど），CYP3A4阻害薬（マクロライド系抗菌薬，アゾール系抗真菌薬など），CYP誘導薬（結核治療薬リファンピシンなど），アルコール |
| 重大な副作用 | アナフィラキシー様症状 |
| 副作用 | 傾眠，頭痛，倦怠感，浮動性めまい，プロラクチン上昇 |

A 不眠症臨床で用いられる薬剤

# 03 GABA 系睡眠薬

## GABA_A 受容体は Cl⁻ チャネルを開口して脳機能全般を抑制する

抑制性神経伝達物質であるガンマアミノ酪酸（GABA）の受容体のうち，Cl⁻ チャネルと複合体を形成している A 型受容体（GABA_A 受容体）は，$\alpha$，$\beta$，$\gamma$ などの 5 つのサブユニットから構成される．内因性の GABA は GABA_A 受容体の $\beta$ サブユニットに結合し，Cl⁻ チャネルが開口することで脳機能全般を抑制する．バルビツール酸系薬物，ベンゾジアゼピン系薬物，アルコール類，ニューロステロイド等は内因性 GABA とは違った部位に結合し，それぞれ GABA の作用を増強する（図 1）．

## バルビツール酸系薬物は内因性 GABA 機能を超えて作用する

バルビツール酸系睡眠薬は GABA_A 受容体の $\beta$ サブユニットに結合し，GABA_A 受容体の開口時間を延長させる．内因性 GABA が存在しなくても Cl⁻ チャネルを活性化するので，過量服用すると内因性 GABA の最大作用を超えて中枢神経抑制や呼吸抑制が生じ，致死的な結果になることもある．国内外で自殺の手段として用いられたという歴史があり，睡眠薬は危険な

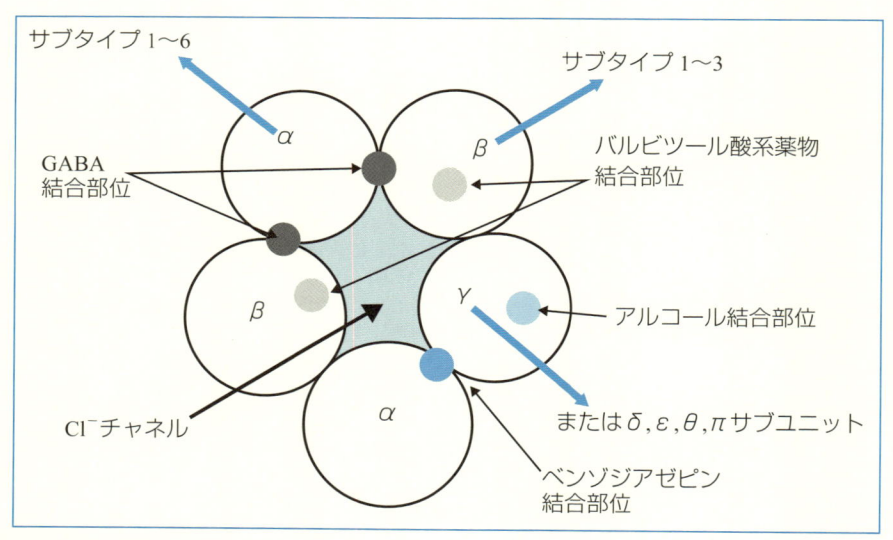

**図 1 GABA_A 受容体の構造**

GABA_A 受容体は，$\alpha$，$\beta$，$\gamma$ などの 5 つのサブユニットから構成され，Cl⁻ チャネルと複合体を形成している．各種薬物は内因性 GABA 結合部位とは異なった部位に結合し，バルビツール酸系睡眠薬は内因性 GABA が存在しなくても Cl⁻ チャネルを活性化するが，ベンゾジアゼピン系睡眠薬は内因性 GABA が存在しないと作用を発揮しない．

〔Rudolph U, Knoflach F : Beyond classical benzodiazepines : novel therapeutic potential of GABA_A receptor subtypes. *Nat Rev Drug Discov* 2011 ; **10** : 685-697 を改変〕

表1 GABA_A 受容体のうち，シナプス受容体のサブタイプ別薬理作用

| サブタイプ | 鎮静 | 催眠 | 抗不安 | 筋弛緩 | 抗けいれん | 健忘 | 依存 | 耐性 |
|---|---|---|---|---|---|---|---|---|
| $\alpha_1$ | ○ | △ |  |  | ○ | ○ | ○ |  |
| $\alpha_2$ |  | ○ | ○ | ○ |  |  |  |  |
| $\alpha_3$ |  | ○ | △ | ○ |  |  |  |  |
| $\alpha_5$ |  |  |  | ○ |  | △ |  | ○ |

〔Rudolph U, Knoflach F : Beyond classical benzodiazepines : novel therapeutic potential of GABA_A receptor subtypes. *Nat Rev Drug Discov* 2011 ; **10** : 685-697 を改変〕

薬であるというイメージをつくったが，現在はバルビツール酸系睡眠薬を不眠症治療に用いることはない．

## ベンゾジアゼピン系あるいは非ベンゾジアゼピン系睡眠薬は内因性 GABA の存在下で作用する

　ベンゾジアゼピン系睡眠薬は GABA_A 受容体の α サブユニットと γ サブユニットの境界に結合する．単独で結合しても直接に GABA_A 受容体を活性化できず，内因性 GABA が存在しないと作用を発揮しない（アロステリック作用という）．非ベンゾジアゼピン系睡眠薬は GABA_A 受容体への結合部位は明らかでないが，ベンゾジアゼピン系睡眠薬と同様にアロステリック作用をもつ．したがって，ベンゾジアゼピン系あるいは非ベンゾジアゼピン系睡眠薬は投与量を増やしても内因性 GABA の最大作用を超えて効果が発現することはなく安全性が高い．

## GABA_A 受容体サブタイプにより臨床作用が異なる（表1）

　GABA_A 受容体の α サブユニットには $\alpha_{1\sim6}$ の6つのサブタイプがあり，それぞれの薬理作用は異なる（表1）．$\alpha_1/\alpha_2/\alpha_3/\alpha_5$ サブタイプはシナプス直下に存在するシナプス受容体で，$\alpha_4/\alpha_6$ サブタイプはシナプス直下に存在しないシナプス外受容体である．各種睡眠薬はシナプス受容体に親和性をもち，シナプス外受容体には親和性をもたない．従来のベンゾジアゼピン ω1 受容体（中枢型 type 1 受容体）は $\alpha_1$ サブタイプに相当し，大脳皮質，脳幹，小脳に広く分布する．また，ベンゾジアゼピン ω2 受容体（中枢型 type 2 受容体）は $\alpha_2/\alpha_3/\alpha_5$ サブタイプに相当し，大脳辺縁系と脊髄に分布する．

## 睡眠薬によって GABA_A 受容体サブタイプへの親和性が異なる

　ベンゾジアゼピン系睡眠薬は GABA_A 受容体の $\alpha_1/\alpha_2/\alpha_3/\alpha_5$ に非特異的な親和性を示し，鎮静・催眠作用とともに，抗不安，筋弛緩，抗けいれん作用をもち，健忘，依存，耐性の副作用を示す．一方，非ベンゾジアゼピン系睡眠薬は選択的な親和性を示し，ゾルピデムは $\alpha_1$ サブタイプへの親和性が極めて強く，鎮静・催眠作用とともに，高用量では依存性が生じる．ゾピクロンやエスゾピクロンは $\alpha_1$ サブタイプよりも $\alpha_2/\alpha_3$ サブタイプへの親和性が高く，弱いながらも抗不安作用と筋弛緩作用をもつ．

A　不眠症臨床で用いられる薬剤

## 03-1 非ベンゾジアゼピン系睡眠薬

**GABA 系睡眠薬**

### 耐性や退薬症候が生じにくい

わが国では 3 種類の非ベンゾジアゼピン系睡眠薬が市販されている（図1）．非ベンゾジアゼピン系睡眠薬は 6 か月程度の連用では耐性形成はなく，中断による反跳性不眠などの退薬症候も少ない（図2）．しかし，平衡機能障害が生じるので，高齢者ではふらつきによる転倒・骨折に注意が必要である．1990 年以降はベンゾジアゼピン系睡眠薬に代わって不眠症の第一選択薬として広く用いられるようになった．

### 睡眠衛生指導と心理療法を行う

臨床試験のメタアナリシスでは，非ベンゾジアゼピン系睡眠薬の主観的な入眠潜時の短縮はわずか 7 分であり，プラセボ効果を合わせてはじめて 40 分以上になる．このことから，非ベンゾジアゼピン系睡眠薬を開始するときは良好な医師患者関係にあり，睡眠衛生指導と心理療法を併用して睡眠薬への過剰な期待を修正し，プラセボ効果が十分に引き出せる信頼関係を得ることが必要である．

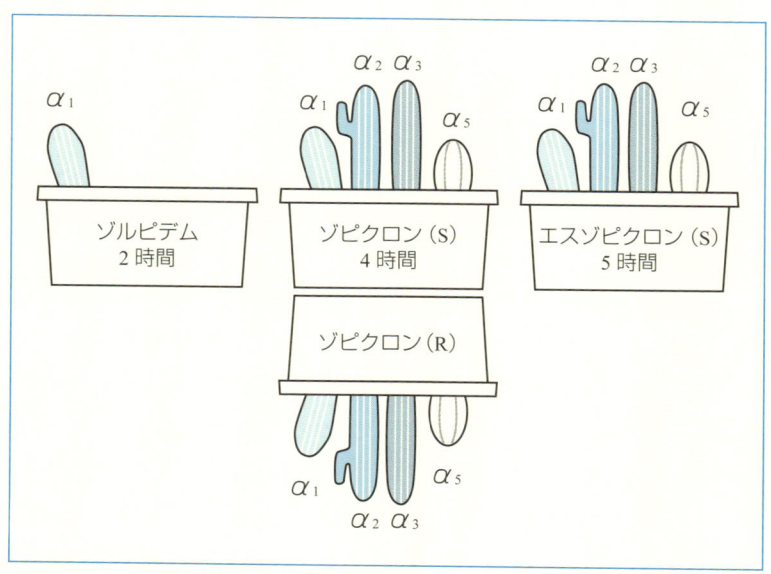

図1　非ベンゾジアゼピン系睡眠薬の受容体親和性プロフィールと作用時間

3 種類の Z 系睡眠薬の受容体親和性プロフィールを示す．ゾルピデムは $\alpha_1$ に強い選択性を示す．ゾピクロンはラセミ体（R 体と S 体の混合物）で，$\alpha_2$ と $\alpha_3$ に強い選択性を示す．エスゾピクロンはゾピクロンの（S）- 鏡像異性体（無効な R 体を除き S 体で構成）で，より少量で薬効を示す．

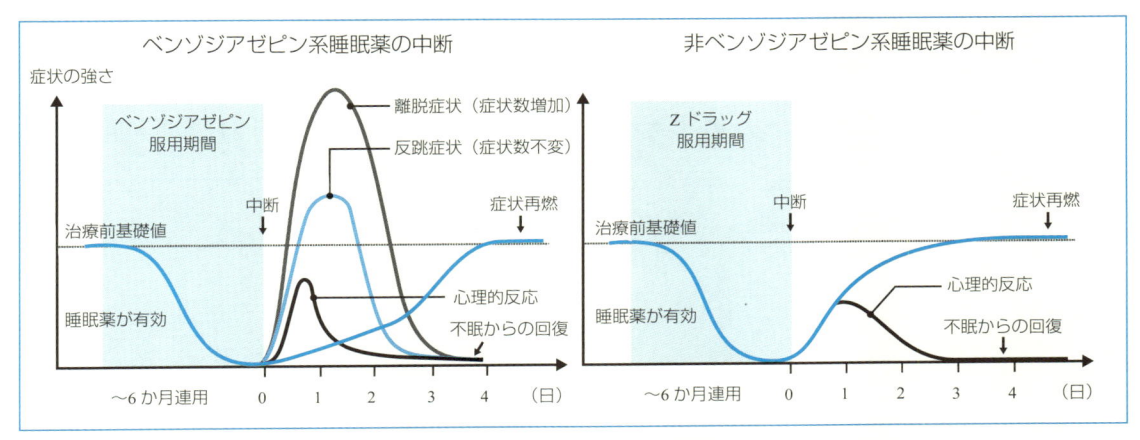

**図2** ベンゾジアゼピン系睡眠薬および非ベンゾジアゼピン系睡眠薬の連用後の中断

ベンゾジアゼピン系睡眠薬を連用すると耐性を生じ，中断により離脱症状や反跳性不眠を生じるが，非ベンゾジアゼピン系睡眠薬は連用しても耐性を生じず，中断による離脱症状や反跳性不眠がみられない．

### 長期連用も許容される

重症不眠症や精神的・身体的合併症のある不眠症では，適切な睡眠衛生指導と心理療法，定期的な有効性と有害事象のモニタリングを前提に長期連用が許容される．それでも睡眠薬中止の4条件（夜間睡眠が確保され，日中の不調がなくなり，不眠に対する恐怖感が軽減され，適切な睡眠習慣が身につく）を満たしたら中止を考えるべきで，漫然とした長期投与は行うべきでない．

### 奇異反応は生じうる

高力価あるいは超短時間作用型のベンゾジアゼピン系睡眠薬で，本来の鎮静・催眠効果とは逆の興奮，攻撃性，夜間異常行動などの奇異反応が生じることがある．これは非ベンゾジアゼピン系睡眠薬を高用量用いたときにも生じうる．とくに，小児・思春期例に起こりやすく，成人ではアルコールと併用したりすると起こりやすい．

### 記憶障害は生じうる

2007年には非ベンゾジアゼピン系睡眠薬のゾルピデム，ゾピクロンの添付文書が改定され，「服用後のもうろう状態，睡眠時随伴症（夢遊症状など），入眠前や中途覚醒時の出来事に関する記憶脱失が発現することがある」と明記された．このような特殊な症状発現には，$\alpha_1$サブユニットを規定する遺伝子 *A15G* の変異が関連することが指摘されている．

### 徐波睡眠を増加させる

終夜睡眠ポリグラフ検査（PSG）では，非ベンゾジアゼピン系睡眠薬は徐波睡眠を増加させ，レム睡眠に影響せず，質のよい睡眠を示す．徐波睡眠とは脳波上高振幅δ波（75μボルト以上，2 Hz以下）が多く出現する深いノンレム睡眠のことである．理論的には，徐波睡眠が欠如すると眠っても回復感が得られず（nonrestorative sleep），覚醒後のリフレッシュ感が得られない（unrefreshing sleep）．

A　不眠症臨床で用いられる薬剤

超短時間型　　不眠症

## 03-1① GABA系睡眠薬　非ベンゾジアゼピン系睡眠薬　ゾルピデム

- 非ベンゾジアゼピン系睡眠薬で，催眠作用は強いが，抗不安作用はなく，神経症傾向の少ない例に用いる．
- 入眠効果に比べて睡眠維持効果が劣り，とくに睡眠後半には効果が減衰する．これが不眠症の遷延化や睡眠薬使用の長期化の要因となることがあるので，短期間の使用にとどめ長期投与は避ける．
- 消失半減期が約2時間と短いが，反跳性不眠が比較的少なく，交代勤務者の短時間睡眠にも使われる．
- 筋弛緩作用が弱く，高齢者や睡眠時無呼吸症候群患者にも使われる．
- 高用量やアルコールとの併用で夜間異常行動が生じる．
- 急に断薬せず，中止するときは漸減する．

| 作用機序 | |
|---|---|
| | ・イミダゾピリジン系非ベンゾジアゼピン系睡眠薬<br>・GABA$_A$受容体$\alpha_1$サブユニットへの選択性が極めて高く，鎮静・催眠・依存作用がある<br>・GABA$_A$受容体$\alpha_2/\alpha_3$サブユニットへの親和性は低く，抗不安・筋弛緩作用はほとんどない |
| 薬剤 | |
| | ・薬効分類名：入眠剤<br>・商品名：マイスリー®（アステラス）…p.141参照<br>・剤型：錠5 mg，10 mg，後発医薬品あり，口腔内崩壊錠（OD錠），ODフィルム，液剤もある<br>・規制区分：向精神薬指定（第3種），習慣性医薬品指定<br>・処方日数制限：30日 |
| 効能・効果・用法・用量 | ・不眠症（**成人5〜10 mg**，就寝前に使用）<br>＊臨床試験では，4週間投与では離脱症状を認めず，平均7.4か月の連用で24〜38％に離脱症状が出現した<br>＊睡眠ポリグラフ研究では，徐波睡眠を軽度増加させ，高用量ではレム睡眠が減少する<br>＊統合失調症および躁うつ病に伴う不眠症は除く<br>＊高齢者には少量（5 mg）から開始 |
| 薬物動態 | ・最高血中濃度到達時間（Tmax）：**約0.8時間**<br>・血中消失半減期（T$_{1/2}$）：**約2時間**<br>・肝代謝（おもにCYP3A4，一部は2C9，1A2） |
| 使用上の注意 | |
| 警告 | **服用後にもうろう状態，睡眠随伴症状（夢遊症状）がある．また，入眠までの，あるいは中途覚醒時の出来事を記憶していないことがあるので注意すること** |
| 禁忌 | ・本剤の過敏症，重篤な肝障害，急性狭隅角緑内障，重症筋無力症の患者<br>・原則禁忌：肺性心，肺気腫，気管支喘息，脳血管障害急性期などの高度呼吸機能低下している患者 |
| 慎重投与 | ・衰弱患者，高齢者，心障害，肝障害，腎障害，脳器質障害<br>・できるだけ継続投与を避ける |

## Column

**・アンビエン・ドライ**〔バー〕

　アンビエン®とは米国〔での商品名で日本ではマイスリー®〕など），非ベンゾジアゼピン系睡眠薬で運転技能への悪影響が少ないといわれる．しかし，2006年に故ケネディ大統領の甥のパトリック・ケネディ下院議員が服用後に議会敷地内で自動車事故を起こしたことが話題となった．2009年にはアンビエン®を愛用している著名なプロゴルフ選手が自家用車で自損事故を起こし，その後不適切な女性関係がマスコミで話題となった．アンビエン®は米国で長期投与が可能な睡眠薬のため連用している人が多く，交通事故を起こした運転者の血液や尿からゾルピデムが検出されるケースが増えている．警察官が近づいても逃げようとせず，運転したことすら覚えていないといった特異なケースが重なり，いつの頃からか法医学者の間では「アンビエン・ドライバー」とよばれるようになった．比較的安全といわれるアンビエン®でも高用量を服用すれば前向性健忘が生じ，とくにアルコールと併用すると運転したことすら覚えていない睡眠運転のリスクが大きくなる．

**・アンビエン®と夜間摂食症候群**

　米国ではベンゾジアゼピン系睡眠薬の長期投与が認められておらず，非ベンゾジアゼピン系睡眠薬のゾピクロンが市販されなかったこともあって，ゾルピデム（米国での商品名アンビエン®，日本ではマイスリー®など）が睡眠薬のシェアで一時期80〜90％を占めるという時期があった．2002年にアンビエン®を服用した患者が，夜中に食べ物をあさっているところを目撃されたもののその記憶がない，あるいは夜中に台所で宴会をした痕跡があるのに自分が加わった記憶がないといった症例5例が報告された．これは夜間摂食症候群とよばれ，アンビエン®を中止したところ消失したという．2006年にも，アンビエン®を服用してまれに生じるこの副作用がマスコミで話題となり，体重が大幅に増えたと訴える人も現れた．夜間摂食症候群はベンゾジアゼピン系睡眠薬で生じることが多いが，非ベンゾジアゼピン系睡眠薬でも高用量を使用すれば生じることがある．

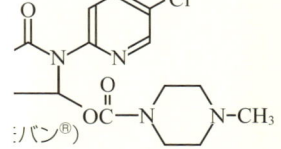

A 不眠症臨床で用いられる薬剤

## 03-1 ② GABA系睡眠薬 非ベンゾジアゼピン系 ゾピクロン

不眠症，鎮静

- 非ベンゾジアゼピン系睡眠薬で，催
- 入眠困難を主訴とする例に用いる．
- 半減期が短く，筋弛緩が弱いため，
- 苦味の副作用がある．
- 米国では市販されておらず，米国発
- 重症不眠症や身体疾患をもつ不眠症
  前提に長期連用も許容される．

| 作用機序 | |
|---|---|
| | ・シクロピロロン系非ベンゾジアゼピン系睡眠薬<br>・GABA_A 受容体 $\alpha_1$ サブユニットへの選択性は低く，鎮静・依存作用は弱い<br>・GABA_A 受容体 $\alpha_2/\alpha_3$ サブユニットへの親和性が高く，弱い抗不安・筋弛緩作用もある<br>・ラセミ体（R 体と S 体の混合物） |
| 薬剤 | |
| | ・薬効分類名：睡眠障害改善剤<br>・商品名：アモバン®（サノフィ/日医工）…p.141 参照<br>・剤型：錠 7.5 mg，10 mg，後発医薬品あり<br>・規制区分：向精神薬指定なし，習慣性医薬品指定<br>・処方日数制限：なし |
| 効能・効果・<br>用法・用量 | ・不眠症（**成人 7.5 ～ 10 mg**，就寝前に服用）<br>・麻酔前投薬<br>＊高齢者には少量（3.75 mg）から開始する<br>＊睡眠ポリグラフ研究では徐波睡眠を軽度増加させ，レム睡眠に影響しない |
| 薬物動態 | ・最高血中濃度到達時間（Tmax）：**約 1 時間**<br>・血中消失半減期（$T_{1/2}$）：**約 4 時間**<br>・肝代謝（CYP3A4，2C8）<br>・翌朝の唾液中に濃縮・排泄されて**苦味を感じる** |
| 使用上の注意 | |
| 警告 | 服用後にもうろう状態，睡眠随伴症状（夢遊症状など）が生じることがある．また，入眠までの，あるいは中途覚醒時の出来事を記憶していないことがあるので注意すること |
| 禁忌 | ・本剤の過敏症，急性狭隅角緑内障，重症筋無力症の患者<br>・原則禁忌：肺性心，肺気腫，気管支喘息，脳血管障害急性期などの高度呼吸機能低下している患者 |
| 慎重投与 | ・衰弱患者，高齢者，心障害，肝障害，腎障害，脳器質障害<br>・できるだけ継続投与を避ける |

| | |
|---|---|
| 併用注意 | ・筋弛緩薬(スキサメトニウム,ツボクラリン,パンクロニウム臭化物)<br>・中枢神経抑制薬(フェノチアジン誘導体,バルビツール酸誘導体など)<br>・アルコール(飲酒)<br>・麻酔時(チアミラールナトリウム,チオペンタールナトリウムなど)<br>・CYP3A4誘導薬(リファンピシンなど)<br>・CYP3A4阻害薬(アゾール系抗真菌薬イトラコナゾール,エリスロマイシンなど) |
| 重大な副作用 | 依存性,呼吸抑制,肝機能障害,幻覚,せん妄,錯乱,夢遊症状,悪夢,易刺激性,攻撃性,行動異常,一過性前健忘,もうろう状態,アナフィラキシー様症状 |
| 副作用 | 苦味(未変化体が唾液中に現れるため,苦味を感じる),ふらつき,眠気,口渇,倦怠感,頭重,頭痛,嘔気,不快感,めまい |

## Column

### ・薬物の血中濃度の推移

睡眠薬を1回服用すると最高血中濃度に到達するまでの時間(Tmax)が短いほど効果発現が速い.最高血中濃度の1/2に低下するまでの時間を消失半減期($T_{1/2}$)といい,効果の持続と関連する.

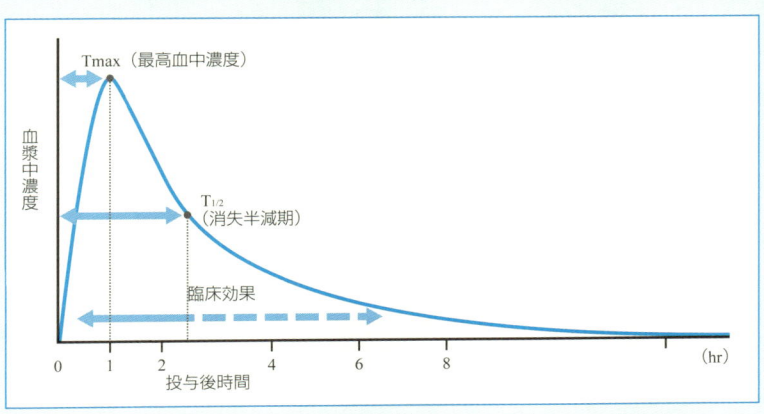

A 不眠症臨床で用いられる薬剤

超短時間型　不眠症

## 03-1 ③ GABA系睡眠薬 非ベンゾジアゼピン系睡眠薬　エスゾピクロン

- 非ベンゾジアゼピン系睡眠薬で，催眠作用と弱い抗不安作用があり，筋弛緩作用は弱い．
- 入眠困難を主訴とする例に用いる．
- 食直後には服用させない．
- 半減期はゾピクロンよりも少し長い．
- 苦味はゾピクロンと同等．
- 新しく開発された非ベンゾジアゼピン系睡眠薬で，身体疾患（悪性腫瘍）や精神疾患（大うつ病，全般性不安障害，外傷後ストレス障害）による不眠症や，身体疾患や精神疾患とは独立した不眠症に関しても有効性のエビデンスがある．
- 米国で最も多く使われている睡眠薬で，米国食品医薬品局（FDA）ではエスゾピクロンの投与期間を制限していない．
- 欧州では市販されておらず，欧州からの情報はない．

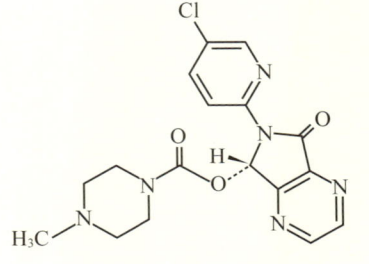

| 作用機序 | |
|---|---|
| | ・シクロピロロン系非ベンゾジアゼピン系睡眠薬<br>・GABA$_A$受容体α$_1$サブユニットへの選択性は低く，鎮静・依存作用は弱い<br>・α$_2$/α$_3$サブユニットへの親和性が高く，弱い抗不安・筋弛緩作用もある<br>・ゾピクロンの(S)-鏡像異性体で，より少量で薬効を示す |
| 薬剤 | |
| | ・薬効分類名：不眠症治療薬<br>・商品名：ルネスタ®（エーザイ）…p.142参照<br>・剤型：錠1 mg，2 mg，3 mg<br>・規制区分：向精神薬指定なし，習慣性医薬品指定<br>・処方日数制限：なし |
| 効能・効果・用法・用量 | ・不眠症（成人1～3 mg，高齢者/高度肝障害・腎障害1～2 mg，就寝前に使用）<br>＊高齢者には少量（1 mg）から開始し，2 mgを超えないようにする<br>＊臨床試験で6か月間および12か月間の連用後にも退薬症候は認めなかった<br>＊睡眠ポリグラフ研究では徐波睡眠を軽度増加させ，レム睡眠に影響しない |
| 薬物動態 | ・最高血中濃度到達時間（Tmax）：**約1時間**<br>・血中消失半減期（T$_{1/2}$）：**約5時間**<br>・肝代謝（CYP3A4，2E1）<br>・食事と同時もしくは食直後は吸収が阻害される<br>・翌朝の唾液中に濃縮されて排泄されて苦味を感じる |
| 使用上の注意 | |
| 警告 | 服用後にもうろう状態，睡眠随伴症状（夢遊症状など）が生じることがある．また，入眠までの，あるいは中途覚醒時の出来事を記憶していないことがあるので注意すること |

| 禁忌 | ・本剤の過敏症，重症筋無力症，急性狭隅角緑内障の患者<br>・原則禁忌：肺性心，肺気腫，気管支喘息，脳血管障害急性期などの高度呼吸機能低下している患者 |
|---|---|
| 慎重投与 | ・衰弱患者，高齢者，心障害，肝障害，腎障害，脳器質障害<br>・できるだけ継続投与を避ける |
| 併用注意 | ・筋弛緩薬（スキサメトニウム，ツボクラリン，パンクロニウム臭化物）<br>・中枢神経抑制薬（フェノチアジン誘導体，バルビツール酸誘導体など），アルコール（飲酒），麻酔薬<br>・CYP3A4 阻害薬（アゾール系抗真菌薬など）<br>・CYP3A4 誘導薬（リファンピシンなど） |
| 重大な副作用 | ショック，アナフィラキシー様症状，依存性，呼吸抑制，肝機能障害，悪夢，意識レベル低下，興奮（激越），錯乱，幻覚，夢遊症状，攻撃性，せん妄，異常行動，一過性前向性健忘，もうろう状態 |
| 副作用 | ・味覚異常，傾眠<br>・外国では味覚異常，頭痛，傾眠，浮動性めまい |

## Column

### ・非ベンゾジアゼピン系睡眠薬の開発物語

　1970 年代にベンゾジアゼピン系薬剤は抗不安薬や睡眠薬として広く用いられたが，常用量依存，筋弛緩作用，健忘作用，奇異反応などの問題点があった．1971 年に合成されたシクロピロロン系薬物は鎮静・催眠作用が強く，安全性も高く，そのなかで半減期の短いゾピクロンは睡眠薬の候補と期待された．ベンゾジアゼピン系睡眠薬の標準であるニトラゼパムとの比較研究を行うと，抗てんかん作用・筋弛緩作用・抗攻撃作用は弱く，鎮静・催眠作用は同等で，抗不安作用はニトラゼパムより強いことが判明した．1977 年には脳内ベンゾジアゼピン受容体が発見されたが，ゾピクロンも親和性をもつことが確認された．その後，ベンゾジアゼピン受容体に親和性をもつ化合物はベンゾジアゼピンに限らないことから ω 受容体の名称が提案され，3 つのサブタイプがあることも判明した．1980 年に開発されたイミダゾピリジン系薬物のなかで ω1 受容体に選択性をもつゾルピデムは，効果が速く，持続が短く，活性代謝物をもたないなど特性から，またたく間に米国で最も使用される睡眠薬となった．

A 不眠症臨床で用いられる薬剤

## 03-2 ベンゾジアゼピン系睡眠薬
GABA系睡眠薬

### ベンゾジアゼピン系睡眠薬はそれ以前の睡眠薬よりも安全性が高い

　ベンゾジアゼピン系睡眠薬が登場する前のブロム剤やバルビツール酸系睡眠薬は安全域が狭く，多量服用により致死的な呼吸循環抑制が生じることがあった．1960年代にベンゾジアゼピン系睡眠薬が上市され，比較的安全で，激しい離脱症状を起こすことも少ないため，急速に普及した．ベンゾジアゼピン系睡眠薬はGABA$_A$受容体αサブユニットに非選択的な親和性をもち(図1)，おもに大脳辺縁系や視床下部に作用する．内因性GABAが結合する部位とは異なる部位に結合してGABA作用を強めるため，過量に内服してもその最大作用は内因性の

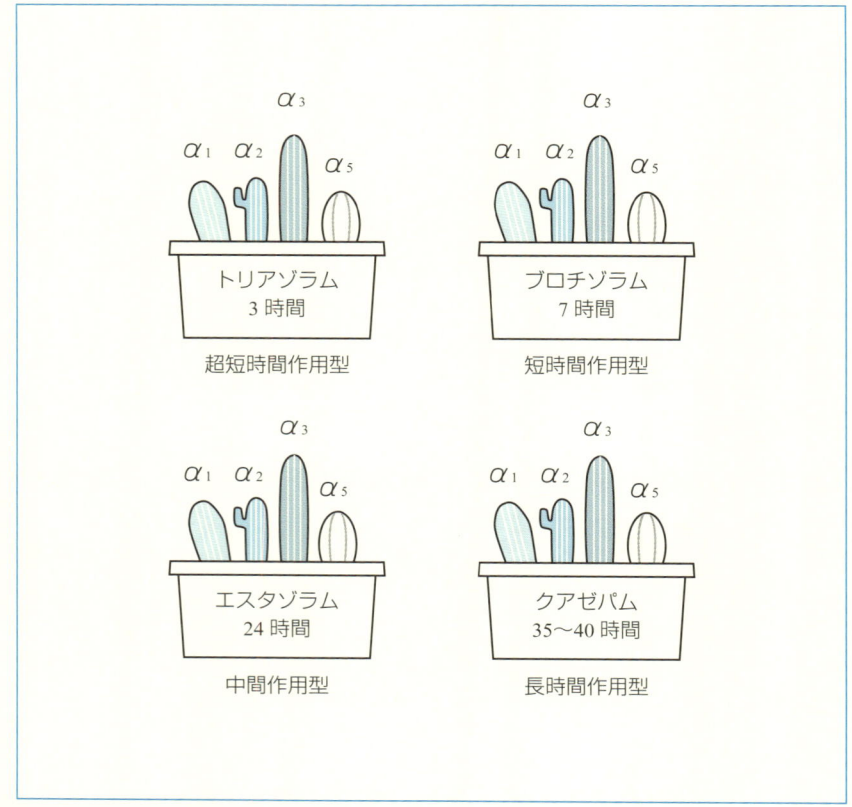

**図1　ベンゾジアゼピン系睡眠薬の受容体親和性プロフィールと作用時間**
ベンゾジアゼピン系睡眠薬はシナプス受容体の$α_1$，$α_2$，$α_3$，$α_5$サブタイプに非選択的な親和性をもち，シナプス外受容体の$α_4$，$α_6$サブタイプには親和性をもたない．

GABA の量によって規定され，効果は頭打ちとなる．経口投与では中枢抑制や呼吸抑制などの危険な副作用はほとんどない．

### 半減期の長さで使い分ける

GABA$_A$ 受容体は 20〜30％ 程度の低い占拠率でも薬効が生じ，脳内受容体占有時間が長いほど睡眠維持作用が強く，受容体からの除去が速いほど翌日の持ち越し効果が少なくなる．実際には脳内受容体占有時間を捉えることはできないので，薬物の血中消失半減期（T$_{1/2}$）で代用している．半減期が 6 時間以内のものを超短時間作用型，6〜12 時間を短時間作用型，12〜24 時間を中間作用型，24 時間以上を長時間作用型とよんでいる（図 2）．入眠困難が目立つタイプには半減期の短いもの，中途覚醒や早朝覚醒の目立つタイプには半減期の長いものを用いるが，後者の睡眠維持については期待されたほどの効果は上がらない．

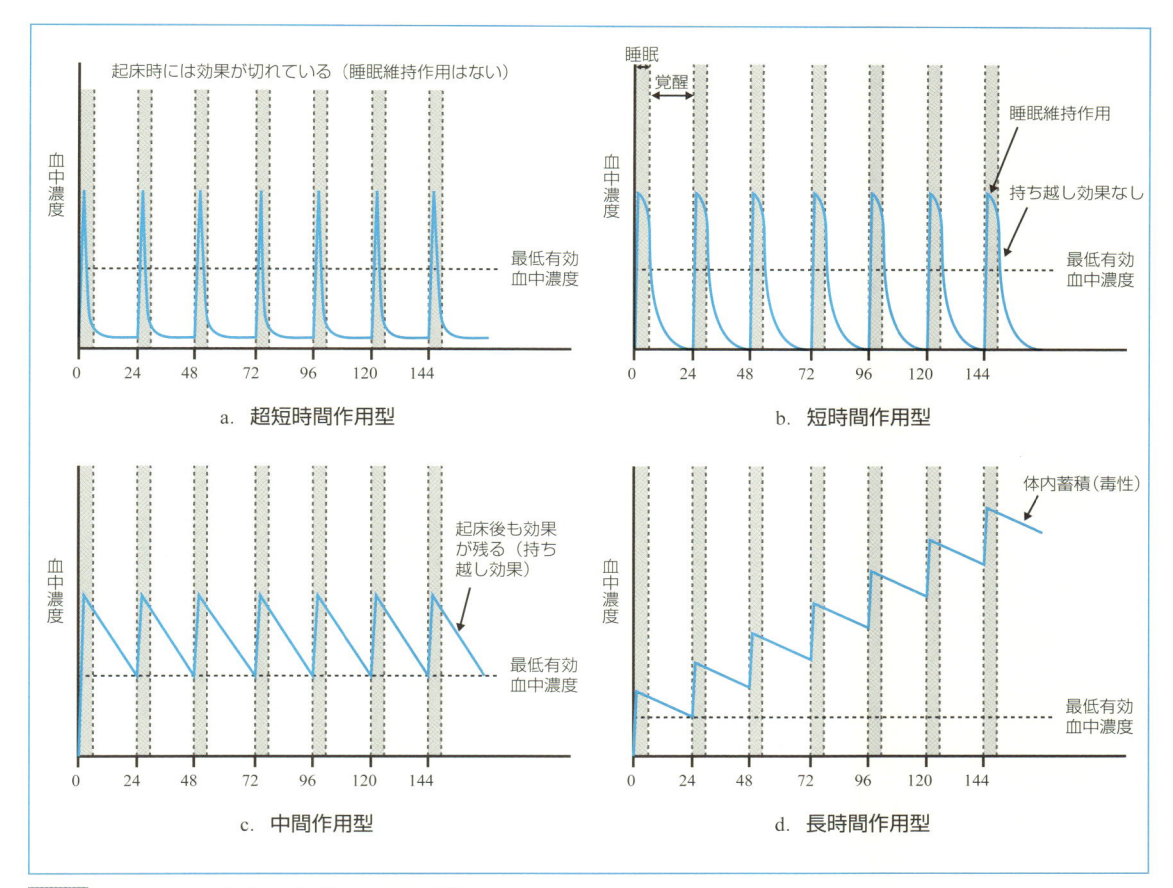

**図 2 ベンゾジアゼピン系睡眠薬の作用時間**

短時間作用型（6〜12 時間）は，通常の睡眠時間の間だけ最低有効血中濃度を維持するので，適切な作用時間である．超短時間型睡眠薬（6 時間未満）は起床前に効果が切れるので，睡眠維持作用がない．中間作用型睡眠薬（12〜24 時間）は，起床後も鎮静，記憶障害などの持ち越し効果が出やすい．長時間作用型（24 時間以上）を長期服用すると体内蓄積して，とくに高齢者では転倒のリスクが増大する．

表1 ベンゾジアゼピン系睡眠薬の副作用

| 筋弛緩 | 就寝中の呼吸筋活動低下，起床時のふらつき，転倒．高齢者で出現しやすい |
|---|---|
| 健忘 | 睡眠薬服用後から寝つくまでの出来事や，夜中に目が覚めたときの出来事を忘れる（前向性健忘）．アルコール併用時に増強する |
| 早朝覚醒，日中不安 | 早朝や日中に作用がきれて早く目が覚めたり，日中の不安が増大する |
| 常用量依存 | 長期連用により，服薬をやめられなくなる．作用時間の短い薬物のほうが認識されやすいが，長時間作用型でも生じる |
| 持ち越し効果 | 翌朝に眠気，ふらつき，めまい，頭重感，倦怠感，脱力感，呂律不良などが生じる．高齢者ほど出現しやすい |
| 精神運動機能低下 | 精神作業能力の低下，注意・集中力の低下，反射運動能力の低下など |
| 奇異反応 | 本来の薬効とは逆に，易刺激性，不安，多動，攻撃性，過食，錯乱などが生じる．出現はまれといわれるが，医師や患者が睡眠薬が原因と認識していないことがある |
| 反跳性不眠 | 突然の服薬中止で以前よりも強い不眠が生じる．作用時間の短い薬物ではすぐに生じるため認識されやすいが，作用時間の長い薬物でも生じる |
| 退薬症候 | 突然の服薬中止で不安，不眠，振戦，発汗，せん妄，けいれんが生じる．作用時間の長い薬物でも生じるが，作用時間の短い薬物ではすぐに生じるため認識されやすい |

## 高力価，高用量，長期間連用で身体依存が生じる

　ベンゾジアゼピン系睡眠薬の副作用を表1にまとめた．軽いとはいえ耐性形成や退薬症候などの身体依存が生じる．とくに高力価の睡眠薬，高用量使用時，長期間連用時に生じやすい．常用量であっても6か月以上連用すると中止時に離脱症状が生じることがあり，常用量依存とよばれる（「3-1　GABA系睡眠薬：非ベンゾジアゼピン系睡眠薬」図2〈p.53〉参照）．不眠，不安，焦燥などの精神症状，発汗，動悸，振戦などの身体症状，および光や音への過敏性などの知覚障害が生じる．断薬したことによる不安や緊張で不眠が生じることがあるが，反跳性不眠はそれよりも程度が重い．短時間作用型睡眠薬は中止すると即座に退薬症候が生じ，1～2日持続する．長時間作用型睡眠薬を中止すると緩徐に退薬症候が生じ，2～5日持続する．退薬症候の重症度は両者に違いはない．米国ではベンゾジアゼピン系睡眠薬の連用には厳しい制限があり，短期使用に限られている．

## 奇異反応が生じることがある

　睡眠薬を服用すると，本来の鎮静・催眠効果とは逆に気分が高揚し，興奮し，攻撃的となり，辻褄の合わない行動をするなどの奇異反応が生じることがある．夜間覚醒して摂食行動がみられることもある．酩酊状態やもうろう状態に似て，その異常行動を覚えていないことが多い．高力価で半減期が極めて短いトリアゾラムは奇異反応のリスクが高く，1980年代半ばから若者を中心に遊びや犯罪に用いられるケースが多発し，商品名ハルシオン®は危険な薬物といったイメージでマスコミからのバッシングを受けた（Column「トリアゾラム・バッシング」〈p.65〉参照）．奇異反応はまれといわれるが，医師が質問しなかったり，患者が報告しなかったりして，実際には少なからず生じると考えられる．

## ベンゾジアゼピン系睡眠薬は軽睡眠を増加させ，徐波睡眠とレム睡眠を減少させる

ベンゾジアゼピン系睡眠薬は徐波睡眠を減少させ，終夜睡眠ポリグラフ検査（PSG）上は質のよい睡眠とはいえない．徐波睡眠が欠如すると，理論上は慢性疼痛の患者では日中の痛みが増強し，うつ病患者では疲労感，無気力感，記憶力が悪化するといわれる．しかし，実際にはベンゾジアゼピン系睡眠薬で睡眠を確保すればこれらの症状は解消されるため，睡眠ポリグラフ所見との解離がある．

### Column

- **終夜睡眠ポリグラフ検査（PSG）とは？**

PSG（polysomnography）とは，脳波，眼球運動，オトガイ筋筋電図とともに，呼吸，心電図，酵素飽和度，いびき，前脛骨筋筋電図，体動，体位などの生体現象を同時記録する検査である．終夜にわたって記録することで，睡眠深度やその経過，呼吸や循環の異常などを総合的に評価できる．第一夜目には，検査室の環境や寝具がいつもの睡眠環境と異なり，多くの検査電極を装着した状態で眠るといった緊張感が睡眠状態に影響する．一般に，睡眠効率が低下し，入眠までの時間やレム睡眠が出現するまで時間が延長し，浅い睡眠や中途覚醒，体動が増加し，夢の内容も質的に変化する．PSGを用いて睡眠薬の影響を評価するためには，これらの第一夜効果（first night effects）を除外しなければならない．

- **ベンゾジアゼピン系睡眠薬の開発物語**

1950年に麻酔時の筋弛緩薬の関連化合物としてメプロバメートが合成された．これは強力な抗不安作用を示し，1955年には世界最初のトランキライザーとして販売され，翌年にはわが国にも導入されて一世を風靡した．しかし，精神依存と耐性が生じやすく，禁断症状も強いため，製薬各社は新しいトランキライザーを求めて研究開発を進めていた．米国ロシュ社に勤めていたレオ・スターンバックは，ポーランドの大学時代に染料の合成で手がけたキナゾリンを出発点に多くの化合物を作製した．1957年にプロジェクトを終了する目的で2年前に開発したある化合物を薬理部門に送ったところ，メプロバメートと同等の鎮静・催眠・筋弛緩作用があるとの驚くべき報告を受けた．レオ自身の言葉によると，キナゾリンにメチルアミンを作用させたところ「異常な」転位反応が生じて，偶然にベンゾジアゼピンを得たという．これがトランキライザー作用をもつことも偶然に発見され，いわゆるセレンディピティである．1960年に米国FDAはベンゾジアゼピン誘導体のクロルジアゼポキシドを抗不安薬として承認し，1963年にはさらに作用の強いジアゼパムを承認し，1960年代後半からベンゾジアゼピン全盛時代に突入した．わが国では約30品目のベンゾジアゼピン系薬剤が導入されたが，その半数は睡眠薬である．

A　不眠症臨床で用いられる薬剤

**超短時間型**　　**不眠症，鎮静**

### 03-2 ①　GABA系睡眠薬　ベンゾジアゼピン系睡眠薬　トリアゾラム

- ベンゾジアゼピン系睡眠薬で唯一の超短時間作用型薬剤．
- 少量で強い効果があるので，できるだけ少量を用いる．
- おもに入眠困難例に用い，中途覚醒・早朝覚醒には適さない．
- 催眠・鎮静作用，筋弛緩作用は耐性ができやすいが，抗不安作用や健忘惹起作用は耐性ができにくい．
- 消失半減期が短いことは利点でもあり，欠点でもある．翌日の日中に不安が出現し，夜間睡眠の後半には反跳性不眠が生じることがある．
- 高齢者には「転倒」が生じると明記され，制限用量が成人よりも低く設定されている．
- 継続的な使用や急激な中断を避け，長期処方を避ける．一時期，乱用や依存が問題となり，トリアゾラム・バッシングともいうべき社会現象があった．
- グレープフルーツジュースといっしょに服用すると作用が強く出ることがある．

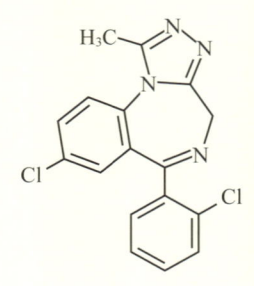

| 作用機序 | |
|---|---|
| \- トリアゾロ系ベンゾジアゼピン系睡眠薬<br>- $GABA_A$ 受容体に非特異的な感受性をもち，内因性のGABA作用を増強する<br>- 鎮静，催眠，抗不安，筋弛緩，依存作用をもち，学習・記憶障害に関与し，連用で耐性や離脱を生じる | |
| **薬剤** | |
| \- 薬効分類名：睡眠導入剤<br>- 商品名：ハルシオン®（ファイザー）…p.142 参照<br>- 剤型：錠 0.125 mg，0.25 mg，後発医薬品あり<br>- 規制区分：向精神薬指定（第3種），習慣性医薬品指定<br>- 処方日数制限：30日 | |
| 効能・効果・<br>用法・用量 | \- 不眠症（**成人 0.25～0.5 mg，高齢者 0.125～0.25 mg**，就寝前に服用させる）<br>- 麻酔前投薬（手術前夜1回 0.25 mg，必要に応じて 0.5 mg）<br>＊1回 0.125 mg 以下の少量から開始し増量は慎重に行う<br>＊症状の改善に伴って減量に努める |
| 薬物動態 | \- 最高血中濃度到達時間（Tmax）：**約 1.1 時間**<br>- 血中消失半減期（$T_{1/2}$）：**約 3 時間**<br>- 肝代謝（おもに CYP3A4） |
| **使用上の注意** | |
| 警告 | 服用後にもうろう状態，睡眠随伴症状（夢遊症状など）が生じることがある．また，入眠までの，あるいは中途覚醒時の出来事を記憶していないことがあるので注意すること |

| | |
|---|---|
| 禁忌 | ・本剤の過敏症，急性狭隅角緑内障，重症筋無力症，**CYP3A を強く阻害する薬物**（イトラコナゾール，フルコナゾール，ホスフルコナゾール，ボリコナゾール，ミコナゾール，リトナビル，インジナビル，エファビレンツ，テラプレビル）投与中の患者<br>・原則禁忌：肺性心，肺気腫，気管支喘息，脳血管障害急性期などの高度呼吸機能低下している患者 |
| 慎重投与 | ・衰弱患者，高齢者，心障害，肝障害，腎障害，脳器質障害<br>・できるだけ継続投与を避ける |
| 併用注意 | ・アルコール<br>・中枢神経抑制薬（フェノチアジン誘導体，バルビツール酸誘導体など）<br>・CYP3A4 競合阻害薬（エリスロマイシン，クラリスロマイシン，ジョサマイシン，シメチジン，ジルチアゼパム，メシル酸イマチニブ）<br>・CYP3A4 阻害薬（キヌプリスチン，ダルホプリスチン）<br>・CYP3A4 誘導薬（リファンピシン）<br>・MAO 阻害薬（多汗，起立性低血圧が生じる） |
| 重大な副作用 | 薬物依存，離脱症状（投与を中止する際には徐々に減量する），精神症状（統合失調症などの精神障害者に投与する際はとくに注意する），呼吸抑制，肝機能障害，黄疸，ショック・アナフィラキシー様症状（発疹，血管性浮腫，呼吸困難などが現れることがある），一過性前向性健忘 |
| 副作用 | めまい・ふらつき，眠気，倦怠感，頭痛・頭重，口渇 |

## Column

### ・トリアゾラム・バッシング

　トリアゾラムは「危険な睡眠薬」としてバッシングを受けた歴史がある．村崎光邦の「短時間作用型睡眠薬の動向— triazolam story を通して—」（太田龍郎編：睡眠・覚醒とその障害．精神医学レビュー 4，1992：80-92）に従って，その経緯を紹介したい．トリアゾラムは 1977 年にベルギーで，翌年にオランダで，0.25 mg，0.5 mg，1.0 mg の 3 剤型が市販された．入眠効果が確実で，翌朝の持ち越し効果がないことから，たちまちのうちに最も処方頻度の高い睡眠薬となった．1979 年にオランダの開業医 van der Kroef は，トリアゾラムを 11 人に使用したところ，4 人で精神病的反応が出たと報告した．オランダのテレビ局は「毒性の強い催眠薬」として放映し，日刊紙の第 1 面にも掲載され，週刊誌にもトリアゾラムを批判する記事が載り，第一次トリアゾラム・バッシングともいうべき現象が起こった．これに対し，製薬会社は従来のベンゾジアゼピン系睡眠薬に比べて副作用が多いという事実はないと反論した．

　1980 年代にはトリアゾラムは世界各国で使用されるようになったが，Kales らは反跳性不眠，早朝不安，記憶障害が生じること，Oswald らは日中に不安が生じることを指摘して，トリアゾラムに対する警告を行った．しかし，1989 年の FDA 諮問委員会は，トリアゾラムの副作用はベンゾジアゼピン系睡眠薬と同等であると表明した．日本では 1982 年に発売されたが，1990 年には高用量 0.5 mg の製造が中止され，かわって 0.125 mg が追加され，0.25 mg と 2 剤型となった．発売が中止されていたオランダでも，同年に 0.125 mg と 0.25 mg が再承認された．

　1991 年に米国のニューズウイーク誌がトリアゾラムの危険性に関する特集記事を掲載し，日本でも「安眠か悪夢か」と題して翻訳された．そのなかで，常用者による「ハルシオンの故に母を殺した」との主張が認められ，心神喪失のために無罪となった話が掲載された．同年に英国 BBC では「ハルシオンの悪夢」と題するドキュメンタリーを放映して日本でも紹介され，再びトリアゾラム・バッシングが始まった．同年に FDA は，最少有効用量を短期間使用とすること，短期処方のための 10 錠パッケージを販売すること，患者向けの添付文書をつけることを勧告した．同年に欧州医薬品庁のヒト用医薬品委員会（CHMP）は 1 回 0.125 mg を使用し，0.25 mg を超えないこと，10 日以内の短期投与にとどめる，7 錠以内の小パッケージにするなどの勧告を行った．

A 不眠症臨床で用いられる薬剤

短時間型　精神疾患，その他

## 03-2 ②
### GABA系睡眠薬
### ベンゾジアゼピン系睡眠薬　エチゾラム

- チエノジアゼピン系の短時間作用型薬剤．
- 睡眠薬としても抗不安薬としても用いられる．
- 向精神薬指定を受けていないことから長期投与や高用量投与になりやすく，乱用される傾向がある．
- 服用すると独特の高揚感があることも，依存症誘発の原因となっている．
- せん妄を惹起・悪化させる．
- 高齢者には転倒・骨折のリスクがある．
- 高齢者の制限用量は成人よりも低く設定されている．

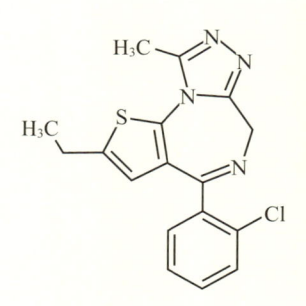

| 作用機序 | |
|---|---|
| \- チエノジアゼピン系薬剤であるが，ベンゾジアゼピンと同等の特性をもつ<br>- GABA_A 受容体に非特異的な感受性をもち，内因性の GABA 作用を増強する<br>- 鎮静，催眠，抗不安，筋弛緩，依存作用をもち，学習・記憶障害に関与し，連用で耐性や離脱を生じる | |
| **薬剤** | |
| \- 薬効分類名：精神安定剤<br>- 商品名：デパス®（田辺三菱）…p.142参照<br>- 剤型：錠 0.25 mg, 0.5 mg, 1 mg, 細粒 1%, 後発医薬品あり<br>- 規制区分：向精神薬指定なし，習慣性医薬品指定なし<br>- 処方日数制限：なし | |
| 効能・効果・用法・用量 | ・神経症，心身症，うつ病における不安・緊張・睡眠障害（**成人 1〜3 mg**，**高齢者 1.5 mg** まで，睡眠薬として用いるときは就寝前投与，抗不安薬として用いるときは分 3）<br>・統合失調症における睡眠障害<br>・頸椎症・腰痛症・筋収縮性頭痛における不安・緊張・抑うつ・筋緊張 |
| 薬物動態 | ・最高血中濃度到達時間（Tmax）：**約 3 時間**<br>・血中消失半減期（$T_{1/2}$）：**約 16 時間**（活性代謝物を含む，未変化体の $T_{1/2}$ は約 6 時間）<br>・肝代謝（CYP2C9，3A4） |
| **使用上の注意** | |
| 警告 | なし |
| 禁忌 | 急性狭隅角緑内障，重症筋無力症 |
| 慎重投与 | 心障害，肝障害，腎障害，脳器質障害，小児，高齢者，衰弱患者，中等度呼吸障害または重篤な呼吸障害（呼吸不全）のある患者 |
| 併用注意 | 中枢神経抑制薬（フェノチアジン誘導体，バルビツール酸誘導体など），MAO阻害薬，フルボキサミン，アルコール（飲酒） |
| 重大な副作用 | 依存症，呼吸抑制・$CO_2$ ナルコーシス，悪性症候群，横紋筋融解症，間質性肺炎，肝機能障害・黄疸 |
| 副作用 | 眠気，ふらつき，倦怠感，脱力感，胃腸障害 |

A 不眠症臨床で用いられる薬剤

短時間型　　不眠症，鎮静

## 03-2 (3) GABA系睡眠薬 ベンゾジアゼピン系睡眠薬　ブロチゾラム

- ベンゾジアゼピン系睡眠薬の短時間作用型睡眠薬．
- 高齢者に服用しやすい剤型として，水なしでも服用できる口腔内崩壊錠がある．
- 口腔内崩壊錠は水分制限が必要な患者，経管投与の患者，認知症などのため薬を吐き出す患者には有用であるが，吸湿性が高く一包化しにくい．

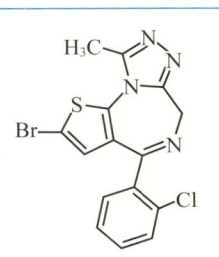

| 作用機序 | |
|---|---|
| | ・チエノジアゼピン系薬剤であるが，ベンゾジアゼピンと同等の特性をもつ<br>・$GABA_A$受容体に非特異的な感受性をもち，内因性のGABA作用を増強する<br>・鎮静，催眠，抗不安，筋弛緩，依存作用をもち，学習・記憶障害に関与し，連用で耐性や離脱を生じる |

| 薬剤 | |
|---|---|
| | ・薬効分類名：睡眠導入剤　　　　　　　　　・規制区分：向精神薬指定（第3種），習慣性医薬品<br>・商品名：レンドルミン®（ベーリンガー）…p.142参照　・処方日数制限：30日<br>・剤型：錠0.25 mg，口腔内崩壊錠0.25 mg，後発医薬品あり |

| 効能・効果・用法・用量 | ・不眠症（**成人0.25 mg**，就寝前に使用）<br>・麻酔前投薬 |
|---|---|
| 薬物動態 | ・最高血中濃度到達時間（Tmax）：**1〜1.5時間**<br>・血中消失半減期（$T_{1/2}$）：**約7時間**<br>・肝代謝（おもにCYP3A4）<br>・普通錠の口腔内崩壊時間は約2分以内，口崩錠は約60秒以内（いずれも口腔粘膜からの吸収はない）<br>・口崩錠は吸湿しやすく，一包化しにくい |

| 使用上の注意 | |
|---|---|
| 警告 | なし |
| 禁忌 | ・急性狭隅角緑内障，重症筋無力症<br>・原則禁忌：肺性心，肺気腫，気管支喘息，脳血管障害急性期などの高度呼吸機能低下例 |
| 慎重投与 | 衰弱患者，高齢者，心障害，肝障害，腎障害，脳器質障害 |
| 併用注意 | ・MAO阻害薬　　　　　　　　　・CYP3A4阻害薬（アゾール系抗真菌薬など）<br>・中枢神経抑制薬，アルコール　・CYP3A4誘導薬（リファンピシンなど） |
| 重大な副作用 | 一過性前向性健忘，もうろう状態が現れることがあるので，少量から慎重に投与する．類薬において車の運転や食事等を行い，その出来事を記憶していないとの報告がある．異常が認められた場合には投与を中止すること |
| 副作用 | ・残眠感・眠気，ふらつき，頭重感，だるさ，めまい<br>・その他，依存，興奮，呼吸抑制，肝機能障害，せん妄 |

A 不眠症臨床で用いられる薬剤

短時間型　不眠症，鎮静

### 03-2 ④ GABA系睡眠薬
## ベンゾジアゼピン系睡眠薬　リルマザホン

- ベンゾジアゼピン系睡眠薬の短時間作用型睡眠薬．
- 催眠・鎮静作用，抗不安作用，健忘惹起作用をもつ．
- 筋弛緩作用はやや弱く，転倒リスクの高い高齢者にも使いやすい．
- 最高血中濃度到達時間がやや遅く，翌日の持ち越し効果がある．
- 向精神薬指定がなく，処方回数制限がない．

| 作用機序 | |
|---|---|
| \- 未変化体はベンゾジアゼピン受容体に親和性はなく，すみやかに活性代謝物に代謝される<br>\- 5つの活性代謝物がGABA_A受容体に非特異的な感受性をもち，内因性のGABA作用を増強する<br>\- 鎮静，催眠，抗不安，依存作用，学習・記憶障害に関与し，連用で耐性や離脱を生じる<br>\- ほかのベンゾジアゼピン系睡眠薬に比べて，筋弛緩作用はやや弱い | |
| 薬剤 | |
| \- 薬効分類名：睡眠誘導剤<br>\- 商品名：リスミー®（塩野義）…p.143 参照<br>\- 剤型：錠 1 mg，2 mg，後発医薬品あり | \- 規制区分：向精神薬指定なし，習慣性医薬品指定<br>\- 処方日数制限：なし |
| 効能・効果・用法・用量 | ・不眠症（**成人 1〜2 mg**，就寝前に使用）<br>・麻酔前投薬 |
| 薬物動態 | ・最高血中濃度到達時間（Tmax）：**約 3 時間**　　・肝代謝（おもに CYP3A4）<br>・血中消失半減期（$T_{1/2}$）：**約 10 時間**（活性代謝物を含む） |
| 使用上の注意 | |
| 警告 | なし |
| 禁忌 | ・本剤の過敏症，急性狭隅角緑内障，重症筋無力症<br>・原則禁忌：肺性心，肺気腫，気管支喘息，脳血管障害急性期などの高度呼吸機能低下例 |
| 慎重投与 | 衰弱患者，高齢者，心障害，肝障害，腎障害（とくに腎不全患者では少量から投与開始），脳器質障害 |
| 併用注意 | ・中枢神経抑制薬，アルコール，MAO 阻害薬<br>・CYP3A4 阻害薬（アゾール系抗真菌薬など）<br>・CYP3A4 誘導薬（リファンピシンなど） |
| 重大な副作用 | ・依存，興奮，呼吸抑制<br>・一過性前健忘，もうろう状態が現れることがあるので，少量から慎重に投与する．類薬において車の運転や食事等を行い，その出来事を記憶していないとの報告がある．異常が認められた場合には投与を中止すること |
| 副作用 | 眠気・残眠感，ふらつき，倦怠感 |

A 不眠症臨床で用いられる薬剤

短時間型　不眠症

## 03-2 / 5　GABA系睡眠薬　ベンゾジアゼピン系睡眠薬　ロルメタゼパム

- ベンゾジアゼピン系睡眠薬の短時間作用型睡眠薬．
- 代謝経路がグルクロン酸抱合のみと単純で，肝障害や高齢者でも作用時間の延長を認めない．
- 代謝がCYP3A4を介さないので，CYP3A4阻害薬（アゾール系抗真菌薬など）やCYP3A4誘導薬（リファンピシンなど）との併用も可．
- 翌日に眠気，ふらつきが出ることがある．

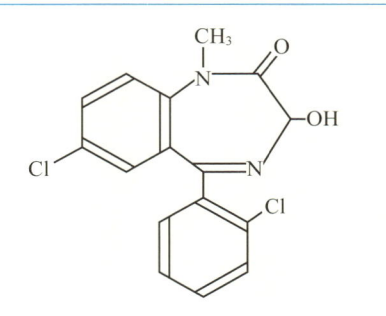

| 作用機序 | |
|---|---|
| | ・ヒドロキシ系ベンゾジアゼピン系睡眠薬<br>・$GABA_A$受容体に非特異的な感受性をもち，内因性のGABA作用を増強する<br>・鎮静，催眠，抗不安，筋弛緩，依存作用をもち，学習・記憶障害に関与し，連用で耐性や離脱を生じる |
| 薬剤 | ・薬効分類名：睡眠導入剤<br>・商品名：エバミール®（バイエル）/ ロラメット®（あすか/武田）…p.143参照<br>・剤型：錠1 mg<br>・規制区分：向精神薬（第3種），習慣性医薬品<br>・処方日数制限：30日 |
| 効能・効果・用法・用量 | 不眠症（**成人1～2 mg**，就寝前に使用） |
| 薬物動態 | ・最高血中濃度到達時間（Tmax）：**1～2時間**<br>・血中消失半減期（$T_{1/2}$）：**約10時間**<br>・肝代謝（グルクロン酸抱合） |
| 使用上の注意 | |
| 警告 | なし |
| 禁忌 | ・本剤の過敏症，急性狭隅角緑内障，重症筋無力症<br>・原則禁忌：肺性心，肺気腫，気管支喘息，脳血管障害急性期などの高度呼吸機能低下例 |
| 慎重投与 | ・衰弱患者，心障害，肝障害，腎障害，脳器質的障害 |
| 併用注意 | ・中枢神経抑制薬，アルコール，MAO阻害薬<br>・マプロチリン<br>・ダントロレン |
| 重大な副作用 | ・依存，興奮，呼吸抑制<br>・一過性前向性健忘，もうろう状態が現れることがあるので，少量から慎重に投与する．類薬において車の運転や食事等を行い，その出来事を記憶していないとの報告がある．異常が認められた場合には投与を中止すること |
| 副作用 | 眠気，ふらつき，倦怠感，頭重感 |

A 不眠症臨床で用いられる薬剤

中間時間型　不眠症

### 03-2 ⑥ GABA系睡眠薬
### ベンゾジアゼピン系睡眠薬　ニメタゼパム

- ベンゾジアゼピン系睡眠薬の中間時間作用型睡眠薬.
- ほかのベンゾジアゼピン系睡眠薬に比べてふらつき,頭重感,倦怠感が目立つというデータがある.
- 2015年11月に販売中止予定.

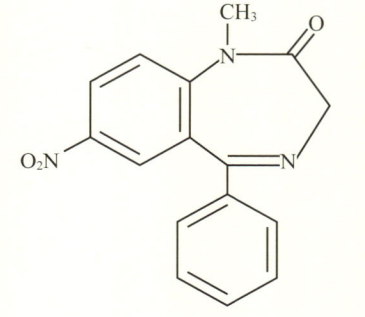

| 作用機序 | |
|---|---|
| \- ニトロ系ベンゾジアゼピン系睡眠薬<br>- $GABA_A$受容体に非特異的な感受性をもち,内因性の GABA 作用を増強する<br>- 鎮静,催眠,抗不安,筋弛緩,依存作用をもち,学習・記憶障害に関与し,連用で耐性や離脱を生じる | |
| 薬剤 | |
| \- 薬効分類名:不眠症治療剤<br>- 商品名:エリミン®(大日本住友)…p.143 参照<br>- 剤型:錠 3 mg,5 mg<br>- 規制区分:向精神薬(第 3 種),習慣性医薬品<br>- 処方日数制限:30 日 | |
| 効能・効果・用法・用量 | 不眠症(**成人 3〜5 mg**,就寝前に使用) |
| 薬物動態 | ・最高血中濃度到達時間(Tmax):**2〜4 時間**<br>・血中消失半減期($T_{1/2}$):**約 21 時間**(活性代謝物を含む,未変化体の $T_{1/2}$ は約 12 時間)<br>・肝代謝(CYP2C19, CYP3A4) |
| 使用上の注意 | |
| 警告 | なし |
| 禁忌 | ・急性狭隅角緑内障,重症筋無力症<br>・原則禁忌:肺性心,肺気腫,気管支喘息,脳血管障害急性期などの高度呼吸機能低下例 |
| 慎重投与 | 心障害,肝障害,腎障害,脳に器質的障害のある患者,高齢者,衰弱患者,幼児,小児 |
| 併用注意 | 中枢神経抑制薬,アルコール,MAO 阻害薬 |
| 重大な副作用 | ・依存,興奮,呼吸抑制<br>・一過性前向性健忘,もうろう状態が現れることがあるので,少量から慎重に投与する.類薬において車の運転や食事等を行い,その出来事を記憶していないとの報告がある.異常が認められた場合には投与を中止すること |
| 副作用 | ふらつき,倦怠感,眠気,脱力感,頭重 |

A 不眠症臨床で用いられる薬剤

中間時間型 | 不眠症，鎮静

## 03-2 (7) GABA系睡眠薬
### ベンゾジアゼピン系睡眠薬　フルニトラゼパム

- ベンゾジアゼピン系睡眠薬の中間時間作用型睡眠薬．
- 筋弛緩作用や抗けいれん作用も強い．
- 未変化体の半減期は約7時間と短いが，活性代謝物の作用時間が24～30時間と長いので持ち越し効果があり，翌日の日中眠気，ふらつき，作業能力の低下に注意が必要．
- 高齢者の制限用量は成人より低く設定されている．
- ベンゾジアゼピン系睡眠薬のなかで，唯一向精神薬第2種に指定され，管理が厳しく規制されている．米国への持ち込みは禁止されている．
- 2015年から悪用防止のため，従来の白色素錠から消毒色のフィルムコーティング錠に変更予定．

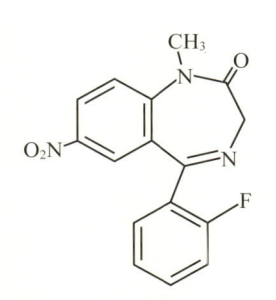

| 作用機序 | |
|---|---|
| | ・ニトロ系ベンゾジアゼピン系睡眠薬<br>・$GABA_A$受容体に非特異的な感受性をもち，内因性のGABA作用を増強する<br>・鎮静，催眠，抗不安，筋弛緩，依存作用をもち，学習・記憶障害に関与し，連用で耐性や離脱を生じる |
| 薬剤 | |
| | ・薬効分類名：睡眠導入剤<br>・商品名：サイレース®（エーザイ）／ロヒプノール®（中外）<br>・剤型：錠1 mg, 2 mg, 注2 mg/1 mL/1管，後発医薬品あり<br>・規制区分：向精神薬（第2種），習慣性医薬品<br>・処方日数制限：30日 |
| 効能・効果・用法・用量 | ・不眠症（**成人0.5～2 mg，高齢者1 mg**まで，就寝前に使用）<br>・麻酔前投薬<br>＊注射薬：全身麻酔導入には0.02～0.03 mg/kg，局所麻酔時鎮静には0.01～0.03 mg/kgを，注射用蒸留水で2倍以上に希釈して，できるだけ緩徐に静注する |
| 薬物動態 | ・最高血中濃度到達時間(Tmax)：**約1時間**<br>・血中消失半減期($T_{1/2}$)：**20～30時間**（活性代謝物を含む，未変化体の$T_{1/2}$は約7時間）<br>・肝代謝（おもにCYP3A4） |
| 使用上の注意 | |
| 警告 | なし |
| 禁忌 | ・本剤の過敏症，急性狭隅角緑内障，重症筋無力症<br>・原則禁忌：肺性心，肺気腫，気管支喘息，脳血管障害急性期などの高度呼吸機能低下例 |
| 慎重投与 | 衰弱患者，高齢者，心障害，肝障害，腎障害，脳に器質的障害のある患者，小児，妊婦または妊娠している可能性のある婦人 |
| 併用注意 | ・中枢神経抑制薬，アルコール，MAO阻害薬　・CYP3A4阻害薬（シメチジン） |
| 重大な副作用 | ・依存（離脱症状），興奮，呼吸抑制，肝機能障害，横紋筋融解症，悪性症候群，せん妄<br>・一過性前向性健忘，もうろう状態が現れることがあるので，少量から慎重に投与する．類薬において車の運転や食事等を行い，その出来事を記憶していないとの報告がある．異常が認められた場合には投与を中止すること |
| 副作用 | ふらつき，眠気，倦怠感，頭重，頭がボーとする |

A 不眠症臨床で用いられる薬剤

中間時間型　不眠症，鎮静

## 03-2 (8) GABA系睡眠薬
### ベンゾジアゼピン系睡眠薬　エスタゾラム

- 国内開発されたはじめてのベンゾジアゼピン系中間時間作用型睡眠薬．
- 最高血中濃度到達時間が約5時間と長く，効果の立ち上がりが遅い．
- 翌日の眠気，作業能率低下，ふらつきに注意．
- 連用により体内蓄積あり．

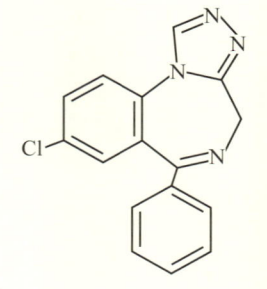

| 作用機序 | |
|---|---|
| \- トリアゾロ系ベンゾジアゼピン系睡眠薬<br>\- $GABA_A$受容体に非特異的な感受性をもち，内因性のGABA作用を増強する．<br>\- 鎮静，催眠，抗不安，筋弛緩，依存作用をもち，学習・記憶障害に関与し，連用で耐性や離脱を生じる． | |
| 薬剤 | |
| \- 薬効分類名：睡眠剤<br>\- 商品名：ユーロジン®（武田）…p.143参照<br>\- 剤型：錠1 mg，2 mg，散1%，後発医薬品あり<br>\- 規制区分：向精神薬（第3種），習慣性医薬品<br>\- 処方日数制限：30日 | |
| 効能・効果・用法・用量 | ・不眠症（成人 **1～4 mg**，就寝前に使用）<br>・麻酔前投薬 |
| 薬物動態 | ・最高血中濃度到達時間（Tmax）：**約5時間**<br>・血中消失半減期（$T_{1/2}$）：**約24時間**<br>・肝代謝（おもにCYP3A4），尿中排泄 |
| 使用上の注意 | |
| 警告 | なし |
| 禁忌 | ・重症筋無力症，リトナビル（CYP3A4阻害薬）との併用<br>・原則禁忌：肺性心，肺気腫，気管支喘息，脳血管障害急性期などの高度呼吸機能低下例 |
| 慎重投与 | 衰弱患者，高齢者，心障害，肝障害，腎障害，脳器質障害，乳児，幼児，小児 |
| 併用注意 | ・中枢神経抑制薬，アルコール，MAO阻害薬<br>・マプロチリン<br>・ダントロレン |
| 重大な副作用 | ・依存，興奮，呼吸抑制，無顆粒球症<br>・一過性前向性健忘，もうろう状態が現れることがあるので，少量から慎重に投与する．類薬において車の運転や食事等を行い，その出来事を記憶していないとの報告がある．異常が認められた場合には投与を中止すること |
| 副作用 | ふらつき，頭がボーとする，倦怠感，眠気，頭重 |

## A 不眠症臨床で用いられる薬剤

中間時間型 | 不眠症，鎮静，てんかん

### 03-2 (9) GABA系睡眠薬 / ベンゾジアゼピン系睡眠薬 — ニトラゼパム

- 日本で最初に上市されたベンゾジアゼピン系中間時間作用型睡眠薬．
- 国内の睡眠薬開発時の標準薬である．
- 抗てんかん薬としての適応もある．
- 翌日の眠気，作業能率低下，ふらつきに注意．
- 連用により体内蓄積あり．

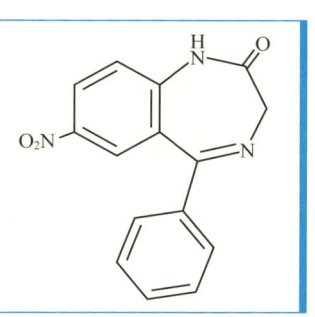

| 作用機序 | |
|---|---|
| | ・ニトロ系ベンゾジアゼピン薬剤<br>・$GABA_A$ 受容体に非特異的な感受性をもち，内因性の GABA 作用を増強する<br>・鎮静，催眠，抗不安，筋弛緩，依存作用をもち，学習・記憶障害に関与し，連用で耐性や離脱を生じる<br>・抗けいれん作用も強く，抗てんかん薬としておもに小児難治てんかんに用いられる |

| 薬剤 | |
|---|---|
| | ・薬効分類名：睡眠誘導剤，抗痙攣剤<br>・商品名：ネルボン®(第一三共)／ベンザリン®(塩野義) …p.144 参照<br>・剤型：錠 5 mg, 10 mg, 散 1%／錠 2 mg, 5 mg, 10 mg, 細粒 1%, 後発医薬品あり<br>・規制区分：向精神薬(第 3 種)，習慣性医薬品<br>・処方日数制限：90 日 |
| 効能・効果・用法・用量 | ・不眠症(成人 5～10 mg，就寝前に使用)<br>・麻酔前投薬<br>・異型小発作群(点頭てんかん，ミオクロヌス発作，失立発作など)，焦点性発作(焦点性けいれん発作，精神運動発作，自律神経発作等) |
| 薬物動態 | ・最高血中濃度到達時間($T_{max}$)：約 2 時間<br>・血中消失半減期($T_{1/2}$)：約 27 時間<br>・肝代謝(おもに CYP3A4) |

| 使用上の注意 | |
|---|---|
| 警告 | なし |
| 禁忌 | ・本剤の過敏症，急性狭隅角緑内障，重症筋無力症<br>・原則禁忌：肺性心，肺気腫，気管支喘息，脳血管障害急性期などの高度呼吸機能低下例 |
| 慎重投与 | 衰弱患者，高齢者，心障害，肝障害，腎障害，脳器質障害，脳老年性変化 |
| 併用注意 | ・中枢神経抑制薬，アルコール，MAO 阻害薬<br>・CYP3A4 阻害薬(シメチジン) |
| 重大な副作用 | ・依存，興奮，呼吸抑制，肝機能障害<br>・一過性前向性健忘，もうろう状態が現れることがあるので，少量から慎重に投与する．類薬において車の運転や食事等を行い，その出来事を記憶していないとの報告がある．異常が認められた場合には投与を中止すること |
| 副作用 | 発疹・瘙痒感，ふらつき，倦怠感，眠気・残眠感，口渇 |

A　不眠症臨床で用いられる薬剤

**03-2 (10)**　GABA系睡眠薬
ベンゾジアゼピン系睡眠薬　**クアゼパム**

長時間　　不眠症，鎮静

- 長時間作用型のベンゾジアゼピン系睡眠薬．
- 半減期が長く，反跳性不眠は少ないが，持ち越し効果や体内蓄積（日中の眠気，ふらつき，作業能力低下）に注意が必要．
- 夜間異常行動の発現が少ない．
- 抗不安作用，筋弛緩作用が比較的少なく，神経症傾向の少ない患者に使用する．
- 食後に服用しない．

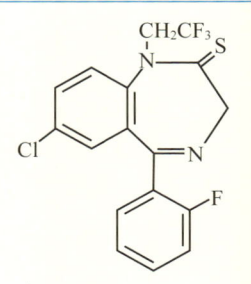

| 作用機序 | |
|---|---|
| | ・チオン系ベンゾジアゼピン系睡眠薬<br>・ベンゾジアゼピン系睡眠薬のなかで例外的にGABA$_A$受容体$\alpha_1$サブユニットに高い選択性をもつ<br>・未変化体はGABA$_A$受容体$\alpha_2/\alpha_3$サブユニットへの親和性は低いが，活性代謝産物は$\alpha_2/\alpha_3$サブユニットにも作用し，弱い抗不安・筋弛緩作用をもつ |
| 薬剤 | ・薬効分類名：睡眠障害改善剤　　　　・規制区分：向精神薬指定（第3種），習慣性医薬品<br>・商品名：ドラール®（田辺三菱/吉富/久光）…p.144 参照　・処方日数制限：30日<br>・剤型：錠15 mg，20 mg，後発医薬品あり |
| 効能・効果・用法・用量 | ・不眠症（**成人20〜30 mg**）<br>・麻酔前投薬 |
| 薬物動態 | ・最高血中濃度到達時間（Tmax）：**約3時間**<br>・血中消失半減期（T$_{1/2}$）：**35〜40時間**（活性代謝物を含む）<br>・肝代謝（CYP2C9，3A4）<br>・食後に内服すると血中最高濃度，曲線下面積（AUC）が2〜3倍に上昇する |
| 使用上の注意 | |
| 警告 | なし |
| 禁忌 | ・本剤の過敏症，急性狭隅角緑内障，重症筋無力症，**睡眠時無呼吸症候群**，リトナビル（CYP3A4阻害薬）との併用<br>・原則禁忌：肺性心，肺気腫，気管支喘息，脳血管障害急性期などの高度呼吸機能低下例 |
| 慎重投与 | 衰弱患者，高齢者，心障害，肝障害，腎障害，脳に器質的障害のある患者，統合失調症等の精神障害者，妊婦または妊娠している可能性のある患者，小児等 |
| 併用禁忌 | 食直後・リトナビルの併用（効果が強く出すぎる） |
| 併用注意 | ・中枢神経抑制薬，アルコール，MAO阻害薬<br>・CYP2C9，CYP3A4阻害薬（シメチジン） |
| 重大な副作用 | ・依存，興奮，呼吸抑制，幻覚妄想など<br>・一過性前向性健忘，もうろう状態が現れることがあるので，少量から慎重に投与する．類薬において車の運転や食事等を行い，その出来事を記憶していないとの報告がある．異常が認められた場合には投与を中止すること |
| 副作用 | 傾眠，浮動性めまい，悪心，倦怠感 |

A　不眠症臨床で用いられる薬剤

**長時間型**　　**不眠症，鎮静**

### 03-2 (11) GABA系睡眠薬 ベンゾジアゼピン系睡眠薬　フルラゼパム

- ベンゾジアゼピン系睡眠薬で，活性代謝物の半減期が長いため長時間作用型睡眠薬に分類される．
- 反跳性不眠は少ないが，持ち越し効果や体内蓄積（日中の眠気，ふらつき，作業能力低下）に注意．
- 日中の不安軽減作用がある．

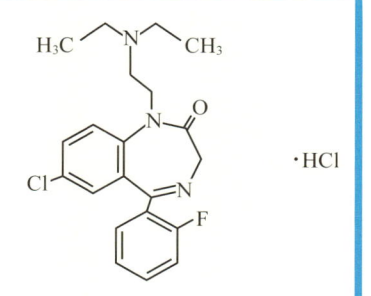

| 作用機序 | |
|---|---|
| \multicolumn{2}{l}{・ケト系ベンゾジアゼピン薬剤<br>・GABA_A受容体に非特異的な感受性をもち，内因性のGABA作用を増強する<br>・鎮静，催眠，抗不安，筋弛緩，依存作用をもち，学習・記憶障害に関与する} |

| 薬剤 | |
|---|---|
| \multicolumn{2}{l}{・薬効分類名：不眠症治療剤　　・規制区分：向精神薬指定（第3種），習慣性医薬品<br>・商品名：ダルメート®（共和）…p.144参照　・処方日数制限：30日<br>・剤型：カプセル 15 mg} |

| 効能・効果・用法・用量 | ・不眠症（**成人 10〜30 mg**，就寝前に使用）<br>・麻酔前投薬 |
|---|---|
| 薬物動態 | ・最高血中濃度到達時間（Tmax）：**約1時間**<br>・血中消失半減期（$T_{1/2}$）：**24時間以上**（活性代謝物を含む）<br>・肝代謝（おもにCYP3A4） |

| 使用上の注意 | |
|---|---|
| 警告 | なし |
| 禁忌 | ・本剤の過敏症，急性狭隅角緑内障，重症筋無力症，リトナビル（ノービア®）との併用<br>・原則禁忌：肺性心，肺気腫，気管支喘息，脳血管障害急性期などの高度呼吸機能低下例 |
| 慎重投与 | 衰弱患者，高齢者，心障害，肝障害，腎障害，脳に器質的障害のある患者，小児等 |
| 併用注意 | ・中枢神経抑制薬，アルコール，MAO阻害薬<br>・CYP3A4阻害薬（シメチジン） |
| 重大な副作用 | ・依存，呼吸抑制<br>・一過性前向性健忘，もうろう状態が現れることがあるので，少量から慎重に投与する．類薬において車の運転や食事等を行い，その出来事を記憶していないとの報告がある．異常が認められた場合には投与を中止すること |
| 副作用 | 眠気，ふらつき感，倦怠感，頭重感，口渇 |

3-2-11　GABA系睡眠薬──ベンゾジアゼピン系睡眠薬：フルラゼパム

A 不眠症臨床で用いられる薬剤

長時間型 不眠症

### 03-2 ⑫

GABA系睡眠薬

## ベンゾジアゼピン系睡眠薬　ハロキサゾラム

- ベンゾジアゼピン系睡眠薬で最も作用時間が長い．
- ほかのベンゾジアゼピン系睡眠薬に比べて浮動性めまいが目立つというデータがある．
- 反跳性不眠は少なく，持ち越し効果や体内蓄積（日中の眠気，ふらつき，作業能力低下）に注意．
- 日中の不安軽減作用がある．

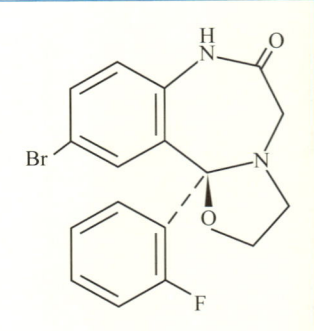

| 作用機序 | |
|---|---|
| ・ケト系ベンゾジアゼピン薬剤<br>・$GABA_A$受容体に非特異的な感受性をもち，内因性のGABA作用を増強する<br>・鎮静，催眠，抗不安，筋弛緩，依存作用をもち，学習・記憶障害に関与する | |
| **薬剤** | |
| ・薬効分類名：睡眠導入剤<br>・商品名：ソメリン®（第一三共）…p.144参照<br>・剤型：錠5 mg，10 mg，細粒1%<br>・規制区分：向精神薬指定（第3種），習慣性医薬品<br>・処方日数制限：30日 | |
| 効能・効果・用法・用量 | 不眠症（**成人5〜10 mg**，就寝前に使用） |
| 薬物動態 | ・最高血中濃度到達時間（Tmax）：**4〜12時間**（活性代謝産物を含む）<br>・血中消失半減期（$T_{1/2}$）：**42〜123時間**（ベンゾジアゼピン系睡眠薬で最も長い）<br>・肝代謝 |
| **使用上の注意** | |
| 警告 | なし |
| 禁忌 | ・本剤の過敏症，急性狭隅角緑内障，重症筋無力症<br>・原則禁忌：肺性心，肺気腫，気管支喘息，脳血管障害急性期などの高度呼吸機能低下例 |
| 慎重投与 | 衰弱患者，高齢者，心障害，肝障害，腎障害，脳に器質的障害のある患者 |
| 併用注意 | 中枢神経抑制薬，アルコール，MAO阻害薬 |
| 重大な副作用 | ・依存，呼吸抑制<br>・一過性前向性健忘，もうろう状態が現れることがあるので，少量から慎重に投与する．類薬において車の運転や食事等を行い，その出来事を記憶していないとの報告がある．異常が認められた場合には投与を中止すること |
| 副作用 | 眠気，ふらつき，頭重感，倦怠感，脱力感 |

# 第Ⅱ章
# 睡眠薬各論

## B 不眠症への適応があるが不眠症臨床で用いられない薬剤

B 不眠症への適応があるが不眠症臨床で用いられない薬剤

## 03-3 バルビツール酸系睡眠薬
GABA系睡眠薬

### 20世紀初頭に鎮静作用をもつバルビツール酸が合成された

1864年にvon Baeyerは尿素とマロン酸の縮合反応で新しい化合物を合成し，バルビツール酸と命名した．1903年にはフィッシャーとフォン・メーリングが鎮静作用をもつバルビタールを合成し，翌々年にバイエル社から睡眠薬ベロナール®として市販された．1911年にはより効果が高く，依存傾向が少ないフェノバルビタールが合成され，翌年にルミナール®として市販された．これらのバルビツール酸系睡眠薬は瞬く間に世界中で使用されるようになった．

### バルビツール酸系睡眠薬は依存を形成する

バルビツール酸系睡眠薬は「瞬時にして意識が落ちるような眠り」を誘発するため，依存傾向の強い患者が乱用するようになった．しかし，すぐに耐性が生じるため高用量を用いないと効果が得られなくなり，服薬を中断すると強い離脱症状が起こるため，長期連用する依存症例が多発した．1960年代からより安全なベンゾジアゼピン系睡眠薬が市販されると急速に普及し，バルビツール酸系睡眠薬が不眠症の治療薬として用いられることはなくなった．

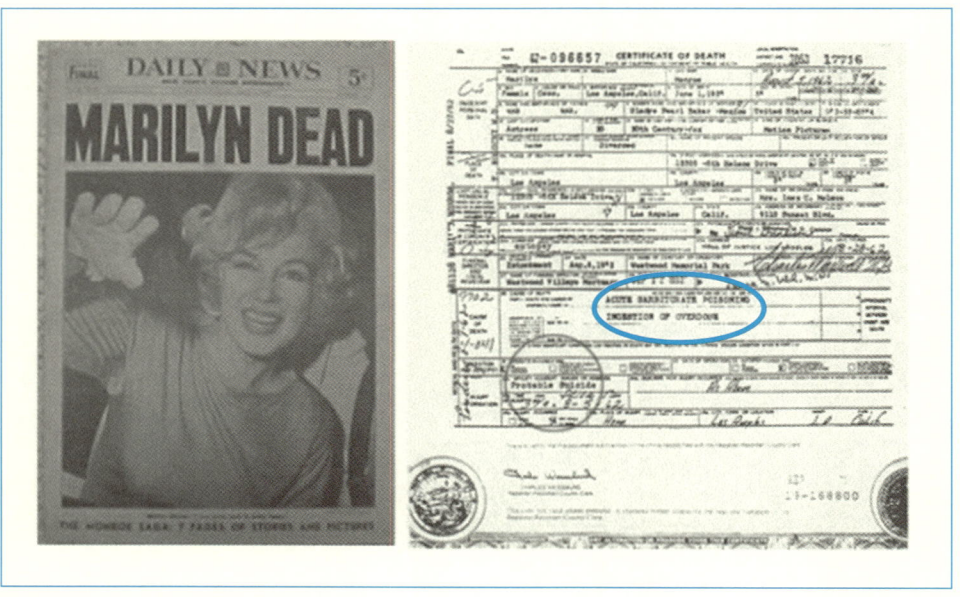

図1 マリリン・モンローの死亡診断書
デイリーニュース1962年8月28日版．マリリン・モンローの死亡診断書に過量服用による急性バルビツール酸中毒（丸印）とある．

## バルビツール酸系睡眠薬は安全域が狭い

バルビツール酸系睡眠薬は $GABA_A$ 受容体の開口時間を延長させるので，過量服用すると内因性 GABA の最大作用を超えて中枢・呼吸・循環系が強く抑制される．著名人がバルビツール酸系睡眠薬の急性毒性や過量服用によって死亡する事件がセンセーショナルに報道された．わが国では 1927 年に芥川龍之介がベロナール®（バルビタール）やジアール®（アロバルビタール）の致死量を服用して自殺を図ったことが大きく報道された．1962 年にはマリリン・モンローが急性バルビツール酸中毒（図1）で死亡した報道は世界に衝撃を与え，睡眠薬は危険であるというイメージが形成された．

## バルビツール酸系睡眠薬は徐波睡眠やレム睡眠を減少させる

終夜睡眠ポリグラフ検査（PSG）では，バルビツール酸系睡眠薬は軽睡眠を増加させるが，徐波睡眠とレム睡眠を減少させ，質の悪い睡眠パターンを示す．

---

### Column

**・乳幼児の夜泣きへの対処法**

4 か月から 3 歳の乳幼児期には次第に夜間睡眠が増えていくが，この時期に夜泣きが頻回に起こることがある．ハーバード大学のファイバー医師は生後 6 か月を過ぎた乳児の夜泣きに効果的な行動療法を提案している．それは，乳児をベッドに入れたまま寝室から出て，泣いたら 5 分以上待ってから様子を見にいき，言葉だけであやし，次第に様子を見にいく間隔を長くする．数日たつと，乳児は泣いても親は様子を見に来るだけだと学び，自分で眠りにつくようになるという．

**・幼児の早寝・早起きが定着しつつある**

文部科学省は 2006 年より「早寝早起き朝ごはん」国民運動を推進し，2014 年 12 月の厚生労働省調査ではその効果が明らかとなった．すなわち，2001 年生まれの幼児と 2010 年生まれの幼児を比較したところ，午前 6 時台に起きる幼児は 18% から 31% に増え，午前 8 時台に起きる幼児は 23% から 15% に減ったという．また，午後 8 時台に寝る幼児は 10% から 17% に増え，午後 10 時台に寝る幼児が 32% から 24% に減った．母親や家族の努力が実りつつあるように思われる．

B　不眠症への適応があるが不眠症臨床で用いられない薬剤

**短時間型**　　**鎮静，不眠症**

### 03-3 ① GABA系睡眠薬 バルビツール酸系睡眠薬 ペントバルビタール

- すぐに耐性が出現し，薬物依存が形成されやすく，**不眠症の臨床で治療薬として用いられることはない．**
- 短時間作用型のバルビツール酸誘導体．
- 作用発現に20〜30分，作用持続時間は3〜5時間．
- 安全域が狭く，2g以上の内服は致死量といわれる．
- 急激な中断により激しい断薬・退薬症候が生じるため，減量・中止は徐々に行う．
- 脳波検査など成人の理学検査時に短時間の睡眠導入目的に使用されることがある．
- 劇薬および向精神薬第2種に指定され，管理が厳しく規制されている．

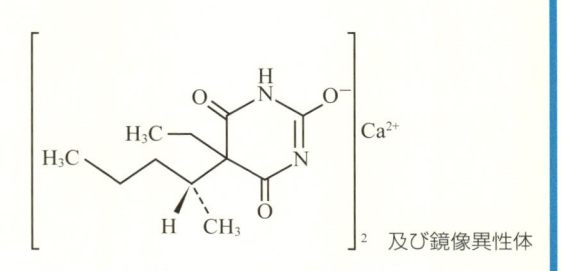

（構造式）及び鏡像異性体

| 作用機序 | |
|---|---|
| ・GABA_A受容体に直接作用してCl⁻チャネル開口時間を延長し，大脳皮質や脳幹に作用して鎮静・催眠作用を発現する<br>・過量服用すると内因性GABAの最大作用を超えて中枢神経抑制や呼吸抑制が生じる | |
| **薬剤** | |
| ・薬効分類名：催眠・鎮静剤<br>・商品名：ラボナ®（田辺三菱）…p.145参照<br>・剤型：錠50 mg<br>・規制区分：劇薬，向精神薬指定（第2種），習慣性医薬品<br>・処方日数制限：14日 | |
| 効能・効果・用法・用量 | ・不眠症（**成人1回50〜100 mg**，就寝前に使用）<br>・麻酔前投薬（手術前夜100〜200 mg，手術前1〜2時間100 mg）<br>・不安緊張状態の鎮静（1回25〜50 mgを1日2〜3回）<br>・持続睡眠療法における睡眠調節 |
| 薬物動態 | ・最高血中濃度到達時間（Tmax）：**約1時間**<br>・血中消失半減期（$T_{1/2}$）：**15〜48時間**<br>・肝代謝<br>・過量投与の際，透析が有効であったという報告あり |
| **使用上の注意** | |
| 警告 | なし |
| 禁忌 | ・バルビツール酸系化合物の過敏症<br>・原則禁忌：心障害，肝障害，腎障害，呼吸機能低下，急性間欠性ポルフィリン症，薬物過敏症 |
| 慎重投与 | 小児等，高齢者，虚弱者，脳に器質障害のある患者 |

| 併用注意 | ・ワルファリンカリウム，ドキシサイクリン（作用減弱）<br>・アルコール，中枢神経抑制薬，解熱・鎮痛薬，抗ヒスタミン薬等（中枢抑制作用増強）<br>・チアジド系薬物，ジスルフィラム（起立性低血圧）<br>・クラーレ様物質（筋弛緩作用や呼吸抑制の増強） |
|---|---|
| 重大な副作用 | **皮膚粘膜眼症候群**（Stevens-Johnson症候群），薬物依存，退薬症候 |
| 副作用 | めまい，悪心，頭痛，頭重，覚醒後不快感 |

## Column

### ・睡眠と覚醒のフリップ・フロップのシェーマ

　覚醒と睡眠はスイッチのように切り替わり，中間状態はない．睡眠のスイッチをオンにする睡眠中枢は視床下部前部の腹外側視索前核（VLPO）にあり，覚醒のスイッチをオンにする覚醒中枢は視床下部後部の結節乳頭核（TMN）にあり，両者がシーソーのように切り替わるので睡眠覚醒のフリップ・フロップとよばれる．覚醒時間が長くなったり，疲労が蓄積すると，恒常性維持機構（ホメオスタシス）による睡眠欲求が強くなり，メラトニンが分泌される夜の時間帯には視交叉上核（SCN）が制御する概日リズム（サーカディアンリズム）の覚醒力が弱くなり，睡眠スイッチがオンになる．一方，夜間睡眠によってホメオスタシスの睡眠欲求が弱くなり，サーカディアンリズムによりメラトニン分泌が低下して体温が上昇する明け方になると，覚醒スイッチがオンになって視床下部外側野（LHA）のオレキシン神経が活性化して覚醒を維持する．下図は，濃い色のほうが活性が高く，薄い色は活性が低いことを表す．

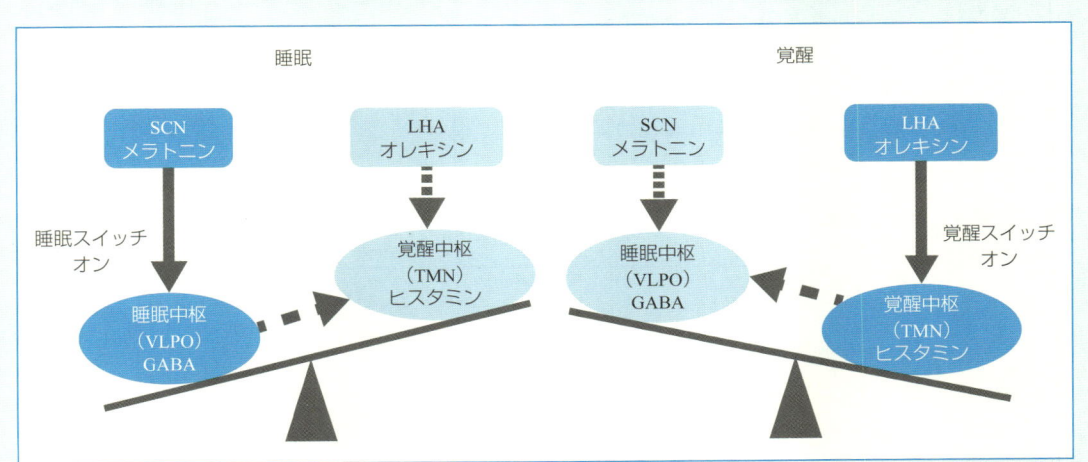

SCN: suprachiasmatic nucleus（視交叉上核），LHA: lateral hypothalamus（視床下部外側野），VLPO: ventrolateral preoptic nucleus（腹外側視索前核），TMN: tuberomammillary nucleus（結節乳頭核）
〔Saper CB, et al.: Sleep state switching. Neuron 2010 ; 68 : 1023-1042 を改変〕

B 不眠症への適応があるが不眠症臨床で用いられない薬剤

中間時間型　鎮静，不眠症

GABA系睡眠薬

## 03-3 (2) バルビツール酸系睡眠薬　アモバルビタール

- すぐに耐性が出現し，薬物依存が形成されやすく，**不眠症治療の臨床で用いられることはない**．
- 中間時間作用型のバルビツール酸誘導体．
- 作用発現に20〜30分かかり，作用持続時間は6〜8時間．
- 安全域が狭く，2g以上内服が致死量といわれる．
- 急激な中断により激しい断薬・退薬症候が生じるため，減量・中止は徐々に行う．
- CYP3A4の誘導作用があり，多くの薬物の作用を減弱させる．
- 劇薬および向精神薬第2種に指定され，管理が厳しく規制されている．

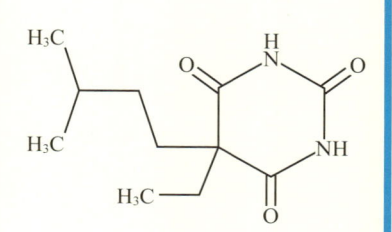

| 作用機序 | |
|---|---|
| | ・$GABA_A$受容体に直接作用して$Cl^-$チャネル開口時間を延長し，大脳皮質や脳幹に作用して鎮静・催眠作用を発現する<br>・過量服用すると内因性GABAの最大作用を超えて中枢神経抑制や呼吸抑制が生じる |
| 薬剤 | |
| | ・薬効分類：催眠鎮静剤　　　・規制区分：劇薬，向精神薬指定（第2種），習慣性医薬品<br>・商品名：イソミタール®（日本新薬）・処方日数制限：14日<br>・剤型：原末 |
| 効能・効果・用法・用量 | ・不眠症（他剤が無効な場合，**成人1日0.1〜0.3g**，就寝前に使用）<br>・不安緊張状態の鎮静（1日0.1〜0.2gを2〜3回に分割） |
| 薬物動態 | ・最高血中濃度到達時間（Tmax）：0.5〜1時間<br>・血中消失半減期（$T_{1/2}$）：約24時間<br>・肝代謝 |
| 使用上の注意 | |
| 警告 | なし |
| 禁忌 | ・バルビツール酸系化合物過敏症<br>・原則禁忌：心障害，肝障害，腎障害，呼吸機能低下，急性間欠性ポルフィリン症，薬物過敏症 |
| 慎重投与 | 小児等，高齢者，虚弱者，脳器質障害 |
| 併用注意 | ・クマリン系抗凝血薬，ドキシサイクリン，ゲフィチニブ（作用減弱）<br>・アルコール，中枢神経抑制薬，解熱・鎮痛薬，抗不安・抗精神薬，抗ヒスタミン薬等（催眠・鎮静薬の中枢抑制作用増強）<br>・チアジド系薬物，ジスルフィラム（起立性低血圧）<br>・クラーレ様物質（筋弛緩作用増強） |
| 重大な副作用 | **皮膚粘膜眼症候群**（Stevens-Johnson症候群） |
| 副作用 | 連用により，知覚異常，構音障害，精神機能低下，せん妄，昏迷，運動失調，ヘマトポルフィリン症，蛋白尿，低カルシウム血症，巨赤芽球性貧血 |

B 不眠症への適応があるが不眠症臨床で用いられない薬剤

長時間型　鎮静，不眠症

## 03-3 ③ GABA系睡眠薬　バルビツール酸系睡眠薬　バルビタール

- すぐに耐性が出現し，薬物依存が形成されやすく，**不眠症の臨床で治療薬として用いられることはない**．
- 長時間作用型のバルビツール酸誘導体．
- 作用発現に30〜60分かかり，作用持続時間は4〜12時間．
- 安全域が狭く，成人で5g以上の内服が致死量といわれる．
- 急激な中断により激しい断薬・退薬症候が生じることがあるため，減量・中止は徐々に行う．
- CYP3A4の誘導作用があり，多くの薬物の作用を減弱させる．

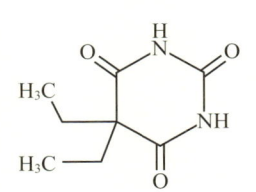

| 作用機序 | |
|---|---|
| \multicolumn{2}{l|}{・GABA_A 受容体に直接作用してCl⁻チャネル開口時間を延長し，大脳皮質や脳幹に作用して鎮静・催眠作用を発現する} |
| \multicolumn{2}{l|}{・過量服用すると内因性GABAの最大作用を超えて中枢神経抑制や呼吸抑制が生じる} |
| 薬剤 | |
| \multicolumn{2}{l|}{・薬効分類：催眠・鎮静剤　　・規制区分：劇薬，向精神薬指定（第3種），習慣性医薬品} |
| \multicolumn{2}{l|}{・商品名：バルビタール®（マイラン/ファイザー）　・処方日数制限：14日} |
| \multicolumn{2}{l|}{・剤型：末} |
| 効能・効果・用法・用量 | ・不眠症（他剤が無効な場合，**成人1回0.3〜0.4g**，就寝前に使用）<br>・不安緊張状態の鎮静（他剤が無効な場合，1日0.6gを2回に分割） |
| 薬物動態 | ・最高血中濃度到達時間（Tmax）：0.5〜1時間<br>・血中消失半減期（$T_{1/2}$）：60〜80時間<br>・肝代謝 |
| 使用上の注意 | |
| 警告 | なし |
| 禁忌 | ・禁忌：バルビツール酸系化合物過敏症<br>・原則禁忌：心障害，肝障害，腎障害，呼吸機能低下，急性間欠性ポルフィリン症，薬物過敏症<br>・併用禁忌：ボリコナゾール（本剤の肝代謝酵素誘導作用により代謝が促進され血中濃度が低下） |
| 慎重投与 | 小児等，高齢者，虚弱者，脳器質障害 |
| 併用注意 | ・クマリン系抗凝血薬，ドキシサイクリン，ボリコナゾール（作用減弱）<br>・アルコール，中枢神経抑制薬，解熱・鎮痛薬，抗ヒスタミン薬等（中枢抑制作用増強）<br>・チアジド系降圧薬，ジスルフィラム（起立性低血圧）<br>・クラーレ様物質（筋弛緩作用や呼吸抑制の増強） |
| 重大な副作用 | **皮膚粘膜眼症候群**（Stevens-Johnson症候群） |
| 副作用 | 過敏症状，精神神経症状，腎臓・血液障害，食欲不振，頭痛，発熱，発疹，めまい，呼吸抑制等 |

B 不眠症への適応があるが不眠症臨床で用いられない薬剤

> 長時間型　　鎮静, 不眠症, てんかん

## 03-3 ④ GABA系睡眠薬
### バルビツール酸系睡眠薬　　フェノバルビタール

- てんかんの治療薬として用いられ，**不眠症の臨床で治療薬として用いられることはない**．
- 長時間作用型のバルビツール酸誘導体．
- 安全域が狭く，依存性，耐性が出現しやすい．
- CYP3A4の強力な誘導作用があり，多くの薬物の作用を減弱させる．
- 半減期が長く，離脱症状（不眠，不安，けいれん，悪心，幻覚・妄想，興奮・錯乱，抑うつ）は遅れて出現する．
- 6g以上の内服が致死量といわれる．

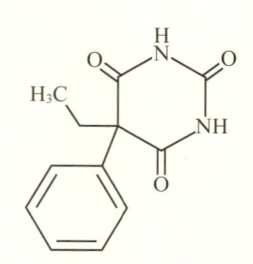

| 作用機序 | |
|---|---|
| \- GABA$_A$受容体に直接作用してCl$^-$チャネル開口時間を延長し，大脳皮質や脳幹に作用して鎮静・催眠作用を発現する<br>\- 過量服用すると内因性GABAの最大作用を超えて中枢神経抑制や呼吸抑制が生じる<br>\- グルタミン酸受容体のAMPA受容体にも作用する<br>\- 細胞膜のNa$^+$チャネル，Ca$^{2+}$チャネルを不活性化し，神経細胞膜を安定化させる | |

| 薬剤 | |
|---|---|
| \- 薬効分類：催眠・鎮静・抗けいれん剤<br>\- 商品名：フェノバール®（第一三共）…p.145参照<br>\- 剤型：原末，散10%，錠30mg，エリキシル0.4%（エタノールを含有する）<br>\- 坐薬はワコビタール®（坐15mg, 30mg, 50mg, 100mg），ルピアール®（坐25mg, 50mg, 100mg）<br>\- 規制区分：劇薬，向精神薬指定（第3種），習慣性医薬品<br>\- 処方日数制限：90日（坐薬は14日） | |

| 効能・効果・用法・用量 | ・不眠症（**成人1回30〜200mg**，就寝前に使用）<br>・不安緊張状態の鎮静（成人1日30〜200mg）<br>・てんかんのけいれん発作，自律神経発作，精神運動発作（成人1日30〜200mg）<br>＊坐剤は，小児に対して経口投与が困難な場合の催眠，不安・緊張状態の鎮静，熱性けいれんおよびてんかんのけいれん発作の改善 |
|---|---|
| 薬物動態 | ・最高血中濃度到達時間（Tmax）：**1〜2.5時間**<br>・血中消失半減期（T$_{1/2}$）：**94〜130時間**<br>・肝代謝（おもにCYP2C9，グルコース転移酵素）<br>・過量服用の場合，血液透析は有効である |

| 使用上の注意 | |
|---|---|
| 警告 | なし |
| 禁忌 | ・バルビツール酸系化合物の過敏症<br>・急性間欠性ポルフィリン症<br>・**おもにCYP3A4で代謝される薬物**（ボリコナゾール，タダラフィル，リルピビリン等）を服用中（代謝が促進され，血中濃度が低下する）<br>・ジスルフィラム・シアナミド（エリキシル剤はエタノールを含有しているのでアルコール反応を起こすおそれあり） |

| 慎重投与 | ・高齢者,虚弱者,呼吸機能低下,頭部外傷後遺症,進行した動脈硬化症,心障害,肝障害,腎障害,薬物過敏症,アルコール中毒,薬物依存,重篤な神経症,甲状腺機能低下症 |
|---|---|
| 併用注意 | ・副腎皮質ホルモン,経口避妊薬などCYP3A4で代謝される薬剤(**強力なCYP3A4誘導作用で作用減弱**)<br>・中枢神経抑制薬との併用で中枢抑制作用の増強<br>・バルプロ酸ナトリウム,クロバザム,メチルフェニデートなど(フェノバルビタールの血中濃度上昇)<br>・利尿薬(起立性低血圧の増強)<br>・ワルファリンカリウム(作用が減弱することがあるので,頻回に血液凝固検査を行って用量調節する)<br>・アセタゾラミド(くる病,骨軟化症が現れやすい)<br>・アセトアミノフェン(肝障害を生じやすい)<br>・西洋オトギリソウ(セントジョーンズワート含有食品)併用で本剤の血中濃度低下 |
| 重大な副作用 | **中毒性表皮壊死融解症(TEN),皮膚粘膜眼症候群(Stevens-Johnson症候群),紅皮症(剝脱性皮膚炎)**,過敏症症候群,依存性,顆粒球減少,巨赤芽球性貧血,血小板減少,肝機能障害,呼吸抑制 |
| 副作用 | ・眠気,鎮静,抑うつ,多動,興奮,易刺激性,発疹<br>・高用量では,構音障害,運動失調,眼振<br>・長期投与では無顆粒球症,骨軟化症,くる病,手指屈曲拘縮,下肢深部結合織肥厚 |

## Column

### ・特発性不眠症とは？

　特発性不眠症とは子どものときから寝つきが悪く,しばしば幼児期から症状がみられる.遺伝的体質が関与すると考えられるが,関連遺伝子はみつかっていない.2002年に公開された米国映画「インソムニア」は特発性不眠症の症状をよく表現しているといわれる.主人公は,「眠れなかった.むなしくベッドに横たわり,寝返りを打った.たいしたことではないのだと,自分に言い聞かせようとした.ベッドサイド・テーブルのデジタル時計を見ないようにした.そして,ついに時計を見ると,午前3時58分だった.時と分のコロンが腹立たしいほどチカチカし,すぎゆく秒を勘定していた.怒りにかられて,ウィルはテーブルの上の時計を引き出しに投げ込み,引き出しをパタンと閉めた.それでもまだ眠れない！」と独白している(原作:ロバート・ウェストブルック,新藤純子訳).

### ・睡眠時間の個人差

　睡眠時間の遺伝率は乳幼児では0.6〜0.7と高いが,成人では0.3〜0.5と低下する.年齢を経るにしたがって遺伝の影響が薄まり環境の影響が強くなる.成人では睡眠時間の個人差の半分近くが環境の影響と考えられる.環境の影響には日照時間の季節変動とともに,睡眠ニーズを変化させる生活習慣がある.身体活動が多く消費エネルギーが高い人はより長い睡眠時間を必要とする.

B　不眠症への適応があるが不眠症臨床で用いられない薬剤

長時間型　鎮静，精神疾患

### 03-3 (5) バルビツール酸系睡眠薬　ベゲタミン®A, B

GABA系睡眠薬

- **不眠症の臨床では用いない**．
- 1957年にわが国で作製された，フェノチアジン系抗精神病薬クロルプロマジン，抗ヒスタミン薬プロメタジン，バルビツール酸化合物のフェノバルビタールの合剤である．
- プロメタジンは，Parkinson症状，くしゃみや鼻水などの風邪症状，アレルギー性鼻炎，皮膚疾患に伴う瘙痒，じんましんなどに対して保険適応をもつ．フェノバルビタールはCYP3A4の強力な誘導作用があり，多くの薬物の作用を減弱させる．
- 3種類の薬剤の合剤で，禁忌や併用注意，重篤な副作用などが極めて多い．
- 古い薬剤で有効性，安全性などに関する情報は乏しい．
- 依存症発現のリスクが高く，自殺の手段として用いられた場合の致死率が高い．

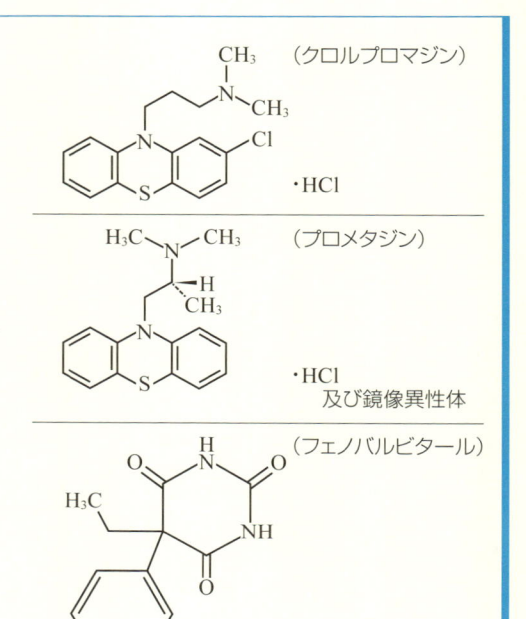

（クロルプロマジン）・HCl
（プロメタジン）・HCl 及び鏡像異性体
（フェノバルビタール）

| 作用機序 | |
|---|---|
| ・3種類の配合成分はいずれも鎮静・催眠作用をもつ<br>・クロルプロマジンは定型抗精神病薬で，ドパミン$D_2$受容体遮断作用による抗幻覚妄想作用，ヒスタミン$H_1$受容体遮断による催眠鎮静作用をもつ<br>・プロメタジンはヒスタミン$H_1$受容体遮断による催眠鎮静作用，抗コリン作用，抗Parkinson作用ももつ<br>・フェノバルビタールは$GABA_A$受容体に直接作用してチャネル開口時間を延長して鎮静・催眠作用を発現する<br>・過量服用すると内因性GABAの最大作用を超えて中枢神経抑制や呼吸抑制が生じる | |

| 薬剤 | |
|---|---|
| ・薬効分類：精神神経用剤<br>・商品名：ベゲタミン®A, B配合剤（塩野義）…p.145参照<br>・剤型：錠<br>　ベゲタミン®A：クロルプロマジン25 mg，プロメタジン12.5 mg，フェノバルビタール40 mg<br>　ベゲタミン®B：クロルプロマジン12.5 mg，プロメタジン12.5 mg，フェノバルビタール30 mg<br>・規制区分：劇薬，向精神薬指定（第3種），習慣性医薬品<br>・処方日数制限：30日 | |
| 効能・効果・用法・用量 | 統合失調症，老年精神病，躁病，うつ病またはうつ状態，神経症における催眠・鎮静（**成人の催眠には1～2錠**を就寝前投与，鎮静には1日3～4錠を分割経口投与） |
| 薬物動態 | ・血中消失半減期（$T_{1/2}$）：**フェノバルビタールは94～130時間**<br>・肝代謝（おもにCYP2D6） |

| 使用上の注意 | |
|---|---|
| 警告 | なし |
| 禁忌 | ・昏睡状態，循環虚脱状態，2歳未満の乳幼児<br>・バルビツール酸誘導体・麻酔薬等の中枢神経抑制薬の強い影響下<br>・**アドレナリン（ボスミン®）投与中**（血圧降下を起こすことがある）<br>・**ボリコナゾール，タダラフィル投与中**（血中濃度が低下することがある）<br>・フェノチアジン系化合物，バルビツール酸系化合物の過敏症<br>・原則禁忌：皮質下部の脳障害 |
| 慎重投与 | 血液障害，腎障害，肝障害，褐色細胞腫，動脈硬化症，心障害，重症喘息，肺気腫，呼吸器感染症，てんかん，高齢者，幼児，小児，虚弱者，高温環境，脱水・栄養不良状態，急性間欠性ポルフィリン症，緑内障，前立腺肥大，薬物過敏症，甲状腺機能低下症<br>注意：嘔吐症状を不顕性化，連用中は定期的に肝・腎機能，血液検査を行う |
| 併用注意 | ・**おもにCYP3A4で代謝される薬剤**（副腎皮質ホルモン，経口避妊薬などの作用減弱）<br>・中枢神経抑制薬（中枢抑制作用の増強）<br>・バルプロ酸ナトリウム，クロバザム，メチルフェニデートなど（フェノバルビタールの血中濃度上昇）<br>・利尿薬（起立性低血圧の増強）<br>・ワルファリンカリウム（作用が減弱することがあるので，頻回に血液凝固検査を行って用量調節する）<br>・抗コリン薬（抗コリン性副作用の増強）・アセトアミノフェン・リチウム<br>・ドパミン作動薬（クロルプロマジンと相互に作用減弱） |
| 重大な副作用 | 悪性症候群，血圧降下，心電図異常・心室頻拍・突然死，貧血，白血球減少，麻痺性イレウス，遅発性ジスキネジア，遅発性ジストニア，抗利尿ホルモン不適合分泌症候群（SIADH），皮膚障害，眼障害，全身性エリテマトーデス（SLE）様症状，呼吸抑制，肝機能障害・黄疸，横紋筋融解症，肺塞栓症，深部静脈血栓症・中毒性表皮壊死融解症（TEN） |
| 副作用 | 過敏症，連用によりくる病・骨軟化症・歯牙の形成不全，食欲亢進，食欲不振，舌苔，悪心・嘔吐，下痢，便秘，連用により蛋白尿等の腎障害，体重増加，女性化乳房，乳汁分泌，射精不能，月経異常，糖尿，甲状腺機能検査値異常，精神神経症状，口渇，鼻閉，発熱，浮腫，尿閉，無尿，頻尿，尿失禁，ヘマトポルフィリン尿，血清葉酸値の低下 |

## Column

### ・男性のほうが女性よりも睡眠リズムをくずしやすい

男性は女性よりも不規則な生活リズムを送りがちであるということだけでなく，男性は生物学的に生体リズムと環境リズムが脱同調しやすいようである．生体リズムは24時間よりもやや長いリズムをもっているが，朝の光や食事などの環境刺激を受けて24時間リズムに微調整している．男性は概してこのような同調機能が弱い．寝つく時間が少しずつ遅れて，睡眠覚醒リズムがずれていく非24時間睡眠覚醒症候群も男性に多い．

### ・朝型（ひばり型）と夜型（ふくろう型）の睡眠リズム

厚生労働省研究班「健康づくりのための睡眠指針2014」では，若者の夜型生活に警鐘を鳴らしている．わが国に限った現象ではないが，高校生から大学生にかけての青年期には夜型化が顕著になり，成人以降はその傾向が減じ，55歳以降はむしろ朝型化する．中枢時計の周期が24時間より長い人はとくに夜型化の傾向が顕著になるが，夜勤や睡眠不足に強いともいわれる．

## 03-4 非バルビツール酸系睡眠薬
### GABA 系睡眠薬

### 臭素化合物はバルビツール酸系睡眠薬よりも歴史が古い

　臭素化合物（ブロム剤）は 1826 年に地中海の海水から単離されたといわれる．最初は湿疹や梅毒などの治療に用いられたが，やがて鎮静，催眠，抗てんかん作用があることが知られ，19 世紀後半には多く用いられた．1864 年の英国のある医師のカルテには，臭化カリウム 1.5 g を投与して不眠症患者へ効果があったと記載されている．わが国でも 19 世紀後半の明治時代初期からブロム剤が使われ始めた．

　しかし，臭素化合物を連用すると体内に蓄積し，皮膚や粘膜に発疹が出現し，ニキビ様皮疹，悪心・嘔吐，食欲低下，下痢，運動障害，さらに倦怠感，無気力，抑うつ，妄想，記憶障害などが生じ，19 世紀後半にはブロミズムとよばれる慢性臭素中毒が多発した．現在では不眠症の治療薬として使用されることはない．治療域の幅が狭く，小児では容易に中毒域に達しやすい．中毒例には血液透析が有効である．

### 尿素系薬物は 20 世紀初頭に合成された

　1907 年に Saam はイソ吉草酸にブロムを付けてブロモバレリル尿素を合成した．動物実験で催眠作用が確認され，翌年にブロムラール®の商品名で市販された．わが国では 1915 年に京都新薬堂（現，日本新薬）が発売し，その後，カルモチン®，新ブロバリン錠®，奥田脳神経薬®などの商品名で広く市販された．しかし，ブロモバレリル尿素は安全域が狭く，呼吸・循環抑制作用が強く，すぐに耐性が形成され，依存を生じることが明らかとなった．太宰治が 1929 年，1930 年，1937 年と繰り返しカルモチン心中を図ったことはよく知られている．

### 尿素系薬物は一般用医薬品の成分として使われている

　ブロモバレリル尿素は乱用や自殺による大量服用の危険がある．1990 年代に出版された『完全自殺マニュアル』には，自殺できる一般用医薬品（OTC）としてリスロン S®（主成分はブロモバレリル尿素）が紹介され，この薬剤を用いた自殺者が多発した．リスロン S®は 2001 年に発売中止となったが，現在なお鎮静薬「ウット®」や鎮痛薬「ナロンエース®」にはブロモバレリル尿素が含まれている．同様に鎮静・催眠・抗不安作用をもつアリルイソプロピルアセチル尿素も，一般用医薬品として 100 品目以上が販売されている．今後，何らかの規制が必要かもしれない．

B　不眠症への適応があるが不眠症臨床で用いられない薬剤

超長時間型　鎮静, てんかん

GABA 系睡眠薬

## 03-4 ① 非バルビツール酸系睡眠薬　臭化カリウム

- 安全域が狭く, 依存性, 耐性が出現しやすく, **不眠症の臨床に用いられることはない**.
- 鎮静・催眠作用は弱いが, 半減期が極めて長く, 連用すると体内に蓄積して中毒症状を起こす.

KBr

| 作用機序 | |
|---|---|
| ・ブロム系化合物<br>・生体内で遊離した臭素イオンが脳内の塩化物イオンと置換され, 鎮静・催眠・抗けいれん作用を発揮する. ||
| **薬剤** | |
| ・薬効分類：鎮静剤・抗てんかん剤<br>・商品名：臭化カリウム®(ヤマゼン)<br>・剤型：末<br>・規制区分：なし<br>・処方日数制限：なし ||
| 効能・効果・<br>用法・用量 | ・不安緊張状態の鎮静(**成人 0.5〜1 g, 1 日 3 回**)<br>・小児の難治てんかん(1 日量 30〜100 mg/kg/day) |
| 薬物動態 | 血中消失半減期($T_{1/2}$)：**約 12 日**(極めて長く, 連用すると体内に蓄積する) |
| **使用上の注意** | |
| 警告 | なし |
| 禁忌 | 本剤の過敏症, **腎障害, 脱水症, 全身衰弱, 脳器質障害, うつ病, 緑内障, 低塩食事摂取例** |
| 慎重投与 | ・肝障害, 小児, 妊婦・授乳婦<br>・連用すると体内に蓄積し慢性中毒を起こす |
| 併用注意 | アルコール, 中枢神経抑制薬(フェノチアジン誘導体, バルビツール酸誘導体)で作用増強 |
| 重大な副作用 | なし |
| 副作用 | 発疹・紅斑, 瘙痒感, 悪心・嘔吐, 食欲減退, 下痢, 頭痛, めまい, ふらつき, 痤瘡, 膿痂疹 |

B 不眠症への適応があるが不眠症臨床で用いられない薬剤

中間時間型　鎮静，不眠症

### 03-4 ②
**GABA 系睡眠薬**
**非バルビツール酸系睡眠薬**　ブロモバレリル尿素

- 安全域が狭く，依存性，耐性が出現しやすく，現在は**不眠症の臨床に用いられることはない**．
- 水に溶けにくく，やや苦味がある．
- 服用後の効果発現は 20 ～ 30 分かかり，効果持続時間は 3 ～ 4 時間と短い．
- 1950 年代に汎用されたが，急性中毒による死亡例や慢性中毒が多発した．
- 一般市販薬のウット®（アリルイソプロピルアセチル尿素との合剤）などの成分に含まれている．

| 作用機序 | |
|---|---|
| | ・モノウレイド系化合物<br>・生体内で遊離した臭素イオンが脳内の塩化物イオンと置換され，鎮静・催眠・抗けいれん作用を発揮する |
| **薬剤** | |
| | ・薬効分類：催眠鎮静<br>・商品名：ブロバリン®（日本新薬），後発医薬品あり<br>・剤型：原末<br>・規制区分：劇薬，習慣性医薬品<br>・処方日数制限：なし |
| 効能・効果・用法・用量 | ・不眠症（**成人 0.5 ～ 0.8 g**，就寝前 1 回）<br>・不安緊張状態の鎮静（0.6 ～ 1.0 g，食後分 3） |
| 薬物動態 | ・最高血中濃度到達時間（Tmax）：**0.5 時間**<br>・血中消失半減期（$T_{1/2}$）：**約 12 時間**<br>・肝代謝 |
| **使用上の注意** | |
| 警告 | なし |
| 禁忌 | 本剤の過敏症 |
| 慎重投与 | 肝障害，腎障害，高齢者，虚弱者，呼吸機能低下，小児 |
| 併用注意 | アルコール，中枢神経抑制薬（フェノチアジン系薬剤，バルビツール酸誘導体）で作用増強 |
| 重大な副作用 | 依存，離脱症状（不安，振戦，けいれん，せん妄） |
| 副作用 | 悪心・嘔吐，下痢，頭痛，めまい，ふらつき，知覚異常，難聴，興奮，運動失調，抑うつ，構音障害，発熱 |

# 第Ⅱ章
# 睡眠薬各論

## C 不眠症への適応はないが睡眠改善薬として用いられる薬剤

C 不眠症への適応はないが睡眠改善薬として用いられる薬剤

# 04 鎮静系抗精神病薬

## 抗精神病薬は統合失調症の治療薬である

抗精神病薬にはドパミン $D_2$ 受容体遮断を特徴とする古典的な定型抗精神病薬（図1）と，セロトニン $5\text{-}HT_2$ 受容体遮断作用も併せもつ近年の非定型抗精神病薬（図2）とがある．定型抗精神病薬は中脳辺縁系ドパミン $D_2$ 受容体遮断作用により抗幻覚妄想作用を示し，中脳線条体ドパミン $D_2$ 受容体遮断作用により副作用として錐体外路症状を生じる．一部を除く非定型抗精神病薬の副作用ではメタボリック症候群が問題となる．定型抗精神病薬のレボメプロマジンや非定型抗精神病薬のクエチアピンなどは抗ヒスタミン作用が強く，鎮静系抗精神病薬ともよばれる．レボメプロマジンとクエチアピンの副作用を表1にまとめた．

## レボメプロマジン（ヒルナミン®，レボトミン®）少量は睡眠安定化作用をもつ

フェノチアジン系薬物であるレボメプロマジンは，統合失調症に1日量25〜200 mg程度を用いるが，就寝前に5〜50 mg程度を投与するとヒスタミン $H_1$ 受容体阻害作用による催眠・鎮静作用が生じ，高用量を用いると過鎮静や倦怠感が生じる．ほかに，抗アドレナリン $α_1$ 作用（起立性低血圧），抗ムスカリン $M_1$ 作用（頻脈，口渇，便秘，霧視，記銘力障害），キニジン様作用（心電図 QT 時間延長）がある．

## クエチアピン（セロクエル®）少量は睡眠安定化作用をもつ

クエチアピンは多くの受容体に親和性をもち多元受容体作用抗精神病薬（multi-acting receptor

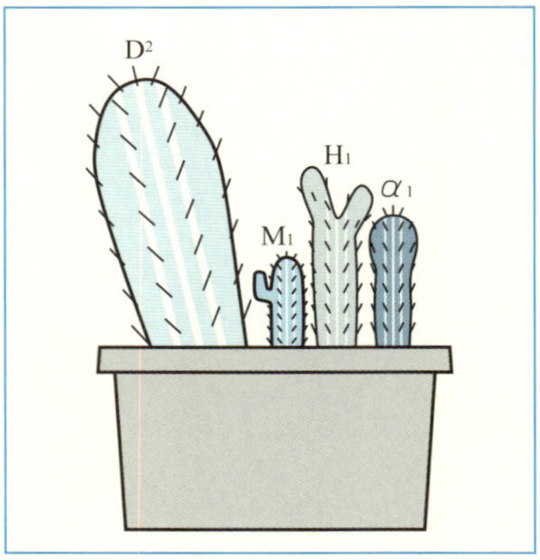

図1 定型抗精神病薬の受容体阻害プロフィール
定型抗精神病薬はドパミン $D_2$ 受容体遮断作用を主体として，アセチルコリン $M_1$ 受容体遮断作用，アドレナリン $α_1$ 受容体遮断作用，およびヒスタミン $H_1$ 受容体遮断作用を通じて鎮静作用を有する．レボメプロマジンなどの低力価薬は強い抗コリン作用，$α_1$ アンタゴニスト作用，および抗ヒスタミン作用をもち，鎮静作用が強い．

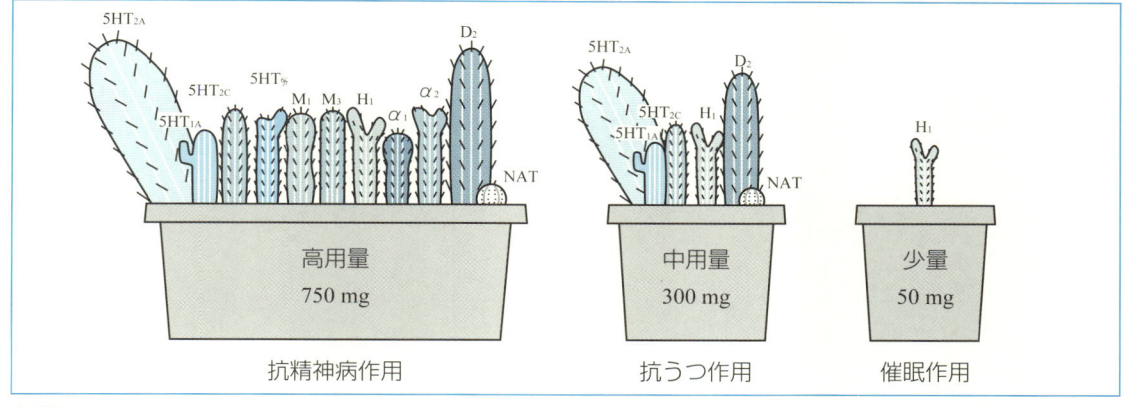

#### 図2 クエチアピンの受容体阻害プロフィール

非定型抗精神病薬の特性はドパミン $D_2$ 受容体遮断に加えてセロトニン 5-$HT_2$ 受容体遮断作用をもつことである．クエチアピンは低力価の非定型抗精神病薬で，高用量（750 mg）を用いると多くの受容体に作用して抗精神病作用を示す．中等量（300 mg）を用いると抗うつ効果を示し，米国では双極性障害への適応も承認されている．少量（50 mg）を用いるとヒスタミン $H_1$ 受容体遮断作用が強調され，睡眠薬として用いられる．
NAT : noradrenaline transporter

#### 表1 定型抗精神病薬（レボメプロマジン）と非定型抗精神病薬（クエチアピン）の副作用の比較

|  | 定型抗精神病薬 レボメプロマジン | 非定型抗精神病薬 クエチアピン |
|---|---|---|
| パーキンソン症状 | ＋＋ | － |
| 遅発性ジスキネジア | ＋＋ | ± |
| 低血圧 | ＋＋ | ＋＋ |
| 抗コリン作用 | ＋＋ | ± |
| プロラクチン上昇 | ＋＋ | － |
| 体重増加 | ＋ | ＋ |

targeted antipsychotics : MARTA）とよばれる．抗精神病薬のなかでドパミン $D_2$ 受容体への親和性は低い．統合失調症には1日量25〜750 mgを，2〜3回の分割投与とする．就寝前に25〜200 mg程度を投与するとヒスタミン $H_1$ 受容体阻害作用による睡眠の改善効果がある．セロトニン 5-$HT_{2A}$ 受容体，アドレナリン $\alpha_1/\alpha_2$ 受容体を遮断し，セロトニン 5-$HT_{1A}$ 受容体には部分作動薬として作用する．食欲増進，体重増加，インスリン抵抗性増大，脂質代謝異常をきたし，メタボリック症候群のリスクが高くなる．糖尿病には禁忌である．終夜睡眠ポリグラフ研究では，軽睡眠を増やし，徐波睡眠には影響せず，レム睡眠をわずかに減らす．

### 抗精神病薬は高齢者に勧められない

日本老年医学会は高齢者には投与を避けるべき薬剤として抗精神病薬をあげており，高齢者の睡眠改善薬としての使用は勧められないとしている．とくにレボメプロマジンなどの定型抗精神病薬は，過鎮静，認知機能悪化，口渇，便秘，誤嚥性肺炎，脳血管障害などのリスクが上昇する．やむを得ず使用する場合は，半減期が2〜3時間と短いクエチアピンの少量を用いる（図2）．

C 不眠症への適応はないが睡眠改善薬として用いられる薬剤

長時間型　精神疾患

### 04-1 鎮静系抗精神病薬 レボメプロマジン

- 鎮静・催眠効果が強く，統合失調症治療の主剤として用いることは少ない．
- 睡眠改善作用を期待して 5 〜 50 mg 程度の少量を就寝前に用いることがある．
- うつ病の不安・緊張・焦燥に対しても少量が用いられる．
- 高力価抗精神病薬に比べると錐体外路系副作用の発現頻度は少ない．
- 抗コリン作用があり，急激な減量は不眠，焦燥などのコリン作動性の離脱症状を生じるおそれがある．
- 米国では市販されていないが，欧州各国では用いられている．
- 筋注用製剤（25 mg）は筋注で鎮静に用いられる．

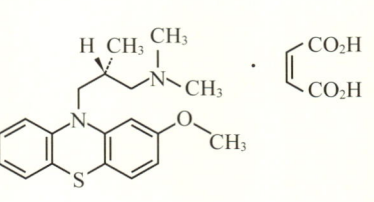

| 作用機序 | |
|---|---|
| | ・フェノチアジン系薬物で，低力価の定型抗精神病薬である<br>・中脳辺縁系ドパミン $D_2$ 受容体遮断作用により抗幻覚妄想作用を発揮する<br>・ヒスタミン $H_1$ 受容体遮断作用，$\alpha_1$ アドレナリン受容体遮断作用，ムスカリン $M_1$ 受容体遮断作用をもつ<br>・セロトニン 5-$HT2_A$ 受容体遮断作用はクロルプロマジンより強力 |
| **薬剤** | |
| | ・薬効分類：精神神経用剤<br>・商品名：ヒルナミン®（塩野義）／レボトミン®（田辺三菱／吉富）…p.146 参照，後発医薬品あり<br>・剤型<br>　ヒルナミン®：5 mg，25 mg，50 mg，散 50%，細粒 10%，筋注 25 mg/1 mL/1 管<br>　レボトミン®：5 mg，25 mg，50 mg，散 10%，50%，顆粒 10%，筋注 25 mg/1 mL/1 管<br>・規制区分：一部劇薬（錠 50 mg，散，粒，注）<br>・処方日数制限：なし |
| 効能・効果・用法・用量 | **統合失調症，躁病，うつ病における不安・緊張（成人 25 〜 200 mg）** |
| 薬物動態 | ・最高血中濃度到達時間（Tmax）：**1 〜 4 時間**（ヒルナミン®），**1 〜 5 時間**（レボトミン®）<br>・血中消失半減期（$T_{1/2}$）：**15 〜 30 時間**（ヒルナミン®），**8.9 〜 27 時間**（レボトミン®）<br>・肝代謝（おもに CYP2D6） |
| **使用上の注意** | |
| 警告 | なし |
| 禁忌 | ・昏睡状態，循環虚脱状態，バルビツール酸誘導体・麻酔薬等の強い中枢神経抑制薬，アドレナリン（ボスミン®）投与中，フェノチアジン系化合物過敏症<br>・原則禁忌：皮質下部の脳障害 |
| 慎重投与 | ・肝障害，血液障害，褐色細胞腫，動脈硬化症，心疾患，重症喘息，肺気腫，呼吸器感染症，てんかん，幼児，小児，高齢者，高温環境，脱水・栄養不良状態等<br>・幼児，小児では錐体外路症状，特にジスキネジアが起こりやすい<br>・高齢者では副作用が起こりやすい（起立性低血圧，錐体外路症状，脱力感，運動失調，排泄障害） |

| 併用注意 | ・中枢神経抑制薬，バルビツール酸誘導体，麻酔薬等，アルコール併用で中枢抑制作用増強<br>・降圧薬，アトロピン様作用を有する薬剤，リチウム，ドンペリドン，メトクロプラミド，ドパミン作動薬(レボドパ製剤，ブロモクリプチンメシル酸塩) |
|---|---|
| 重大な副作用 | 悪性症候群，横紋筋融解症，突然死，遅発性ジスキネジア，無顆粒球症，再生不良性貧血，白血球減少，肺塞栓症・深部静脈血栓症，抗利尿ホルモン不適合分泌症候群(SIADH)，SLE様症状，眼障害，麻痺性イレウス |
| 副作用 | 過鎮静，眠気，倦怠感，血圧降下，頻脈，不整脈，白血球減少，顆粒球減少，食欲亢進，食欲不振，悪心，嘔吐，下痢，便秘，Parkinson症候群，ジスキネジア，ジストニア，アカシジア，視覚障害，不眠，不安，興奮，めまい，易刺激，光線過敏症，口渇，尿失禁 |

## Column

### ・オレキシン(ヒポクレチン)の命名

　テキサス大学サウスウェスタン医学センターの柳沢と桜井らは，逆薬理学(reverse pharmacology)とよばれる新しい手法を用いて1998年に新規ペプチドを同定した．逆薬理学とはリガンドが同定されていない受容体に対する未知のリガンドを探索する手法である．この方法を用いて桜井らが最初に生成した神経ペプチドは，古くから摂食中枢として知られる視床下部外側野近傍に限局し，げっ歯類への脳内投与で強力な摂食作用を認めたことから，ギリシャ語の食欲を意味するオレキス(orexis)にちなみ，オレキシン(orexin)と命名された．33アミノ酸残基からなるオレキシンAと，28アミノ酸残基からなるオレキシンBの2種類のリガンドがあり，いずれも前駆体ペプチドであるプレプロオレキシンから生成される．桜井らはオレキシン1型および2型受容体も同定し，1型受容体はオレキシンAに対する親和性がオレキシンBに対する親和性よりも約50倍高く，2型受容体はオレキシンAとオレキシンBに対する親和性がほぼ同等であることを報告した．

　これとは別に，スクリップス研究所のde Leceaとスタンフォード大学のKilduffらは，同じ1998年に視床下部に特異的に発現するmRNAをPCRサブトラクション法により検索するという全く異なったアプローチで新規ペプチドを同定した．そして，腸ホルモンのインクレチン類との相同性が高い視床下部に限局するという意味でヒポクレチン(hypocretin)と命名した．ヒポクレチンとオレキシンはmRNA配列が完全に一致していたことから，同一のペプチドと考えられている．1999年には，これら2つの研究所のチームの異なった実験系により，このオレキシン(ヒポクレチン)の情報伝達系の異常がナルコレプシーを発症することが発見された．

4-1　鎮静系抗精神病薬──レボメプロマジン

C 不眠症への適応はないが睡眠改善薬として用いられる薬剤

短時間型　精神疾患

## 04-2 鎮静系抗精神病薬 クエチアピン

- 非定型抗精神病薬で，多くの受容体に親和性をもつ多元受容体作用抗精神病薬（MARTA）とよばれる．
- 催眠効果が強く，睡眠改善効果を期待して 25 〜 100 mg 程度の少量を就寝前に用いることがある．
- 食欲増進，体重増加，インスリン抵抗性増大，脂質代謝異常をきたし，メタボリック症候群のリスクが高くなる．
- 糖尿病には禁忌である．
- 気分安定効果があり，統合失調症だけでなく双極性うつ病への効果もある．
- 錐体外路性副作用が出にくい．
- ほかの抗精神病薬で出現したアカシジアが，クエチアピンで改善することがある．
- 心電図上の QT 時間延長などの心血管系への影響も少ない．
- 長期使用により耐性が形成される可能性がある．
- 原発性不眠症に対する臨床試験はほとんど行われていない．
- 半減期が短いため高齢者にも使用できる．
- せん妄の治療薬としても用いられる．

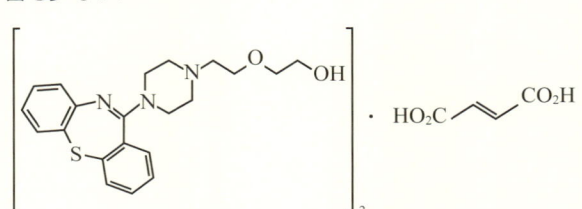

| 作用機序 | |
|---|---|
| ・抗精神病薬のなかでドパミン $D_2$ 受容体への親和性は最も低い<br>・セロトニン $5-HT_{2A}$ 受容体を遮断し，セロトニン $5-HT_{1A}$ 受容体には部分作動薬として作用する<br>・代謝産物のノルクエチアピンはノルアドレナリン再取り込み阻害作用があり，これが抗うつ効果と関連する<br>・ヒスタミン $H_1$ 阻害作用があるため，鎮静作用が強い<br>・$\alpha_1$ ノルアドレナリン阻害作用による起立性低血圧，高齢者ではめまい，頭痛がみられる | |

| 薬剤 | |
|---|---|
| ・薬効分類：抗精神病剤<br>・商品名：セロクエル®（アステラス）…p.146 参照<br>・剤型：錠 25 mg，100 mg，200 mg，細粒 50%，後発医薬品あり<br>・規制区分：劇薬<br>・処方日数制限：なし | |

| 効能・効果・用法・用量 | ・統合失調症（成人 25 〜 750 mg，2 〜 3 回の分割投与）<br>＊睡眠ポリグラフ研究では，軽睡眠を増やし，徐波睡眠には影響せず，レム睡眠をわずかに減らす |
|---|---|
| 薬物動態 | ・最高血中濃度到達時間（Tmax）：**1 〜 2 時間**<br>・血中消失半減期（$T_{1/2}$）：**2 〜 3 時間**<br>・肝代謝（おもに CYP3A4） |

| 使用上の注意 | |
|---|---|
| 警告 | ・著しい血糖値の上昇から，糖尿病性ケトアシドーシス，糖尿病性昏睡等の重大な副作用が発現し，死亡に至る場合があるので，本剤投与中は，血糖値の測定等の観察を十分に行う<br>・投与にあたっては，あらかじめ上記副作用が発現する場合があることを，患者およびその家族に十分に説明し，口渇，多飲，多尿，頻尿等の異常に注意し，このような症状が現れた場合には，直ちに投与を中断し，医師の診察を受けるよう指導する |
| 禁忌 | 昏睡状態，バルビツール酸誘導体等の強い中枢神経抑制薬，アドレナリン（ボスミン®）投与中，本剤の過敏症，**糖尿病，糖尿病の既往** |
| 慎重投与 | 肝障害，心・血管疾患，脳血管障害，低血圧，てんかん，自殺企図・自殺念慮，高齢者，糖尿病の家族歴，高血糖あるいは肥満等の糖尿病の危険因子<br>注意：血糖値上昇，低血糖，体重増加，治療開始初期の起立性低血圧 |
| 併用注意 | 中枢神経抑制薬，アルコール，CYP3A4 誘導薬（フェニトイン，カルバマゼピン，バルビツール酸誘導体など），CYP3A4 阻害薬（エリスロマイシン，イトラコナゾールなど） |
| 重大な副作用 | 高血糖（口渇，多飲，多尿，頻尿など），糖尿病性ケトアシドーシス，糖尿病性昏睡，低血糖（脱力感，倦怠感，冷汗，振戦，傾眠，意識障害），悪性症候群，横紋筋融解症，けいれん，無顆粒球症，白血球減少，肝機能障害，黄疸，麻痺性イレウス，遅発性ジスキネジア，肺塞栓症・深部静脈血栓症 |
| 副作用 | 過鎮静，体重増加，脂質代謝異常，耐糖能異常，起立性低血圧，眠気，不眠，不安，神経過敏，倦怠感，便秘，プロラクチン値上昇，γ-GTP 値上昇，ALT 上昇，CK 上昇，$T_4$ 減少，AST 上昇，LDH 上昇 |

## Column

### ・産業革命以前には人は 2 回に分けて睡眠をとっていた

バージニア工科大学の歴史学教授エカーチ博士は人間の睡眠の歴史をつぶさに調べ，夜から朝まで目覚めることなくぐっすり眠るという考えは，産業革命以降にできたものだと述べている．かつて人々は，日が没すると晩の眠りにつき，3 時間ほど眠って，夜中に一度目覚めて，闇のなかで 1～2 時間を過ごす．そして明け方に再び眠りにつき，3 時間くらい眠るという生活を送っていた．夜中の目覚めの時間には睦み合い，祈り，寝床を離れて用を足し，隣人を訪れることもあったという．現在は夜中に目覚めることが続くと，中途覚醒として不眠の症状とされる．しかし，夜間に 1 回のまとまった睡眠をとるという習慣は必ずしも自然なものではないということを示唆している．

### ・不眠による経済損失

1991 年米国睡眠障害調査委員会報告書「目覚めよアメリカ」では，4,000 万人の人が睡眠障害に悩まされ，95% の人が診断されないままになっていると指摘した．そして，睡眠不足により 154 億ドルの直接経費損失が生じ，シフトワークによる生産性低下は年間 700 億ドル，過度の眠気から発生した事故による損失が 460 億ドルなど，睡眠障害による経済的損失は年間 1,300 億ドル，10 兆円にのぼると報告した．オーストラリアでは 2004 年の睡眠障害の直接医療費が 175 億円，関連医療費を合わせると 375 億円にのぼり，職場の労働災害費の 9.1%，交通事故医療費の 9.1%，糖尿病医療費の 2.9%，高血圧医療費の 2.1% が睡眠障害に起因しているとし，睡眠障害による経済的損失は 9,000 億円にのぼるとした．日本では，内山〔日本精神科病院協会雑誌 2012；31(11)：61-67〕が 2005 年に企業に勤務する 5,312 名の Web 調査より，睡眠不足による作業効率低下による経済損失額を年間 3 兆 665 億円と見積もった．さらに欠勤，遅刻，早退による経済損失はそれぞれ 731 億円，810 億円，75 億円，交通事故による損失額は 2,413 億円と推定し，これらを合わせると 3 兆 4,694 億円になるという．

## C 不眠症への適応はないが睡眠改善薬として用いられる薬剤

# 05 鎮静系抗うつ薬

### 抗うつ薬には鎮静系と非鎮静系がある

古典的な三環系抗うつ薬は，セロトニンとノルアドレナリンのトランスポーターを阻害し，強い抗うつ効果を示す．しかし，抗コリン作用，抗アドレナリン $\alpha_1$ 作用，抗ヒスタミン $H_1$ 作用ももつため，過鎮静などの副作用も強い．一方，選択的セロトニン再取り込み阻害薬（SSRI）や，セロトニン・ノルアドレナリン再取り込み阻害薬（SNRI）は鎮静作用がなく，比較的安全な抗うつ薬である．これらの賦活系抗うつ薬はうつ病の第一選択薬として用いられるが，副作用としてときに不眠を生じることがある．

### 鎮静系抗うつ薬は睡眠改善効果がある

セロトニン受容体拮抗・再取り込み阻害薬（serotonin antagonist/ reuptake inhibitor：SARI）のトラゾドン，四環系抗うつ薬で強力なノルアドレナリン $\alpha_1$ および $\alpha_2$ 受容体遮断作用をもつミアンセリン，およびノルアドレナリン作動性・特異的セロトニン作動性抗うつ薬（noradrenergic and specific serotonergic antidepressant：NaSSA）のミルタザピンは，いずれもヒスタミン $H_1$ 受容体遮断作用が強く，鎮静系抗うつ薬とみなされる．鎮静・催眠作用をもつことから睡眠改善効果も期待できるが，抗ヒスタミン作用による眠気の出現には個人差が大きく，翌日の持ち越し効果が生じる可能性も高い．

### トラゾドン（レスリン®）少量は睡眠改善薬である（図1）

トラゾドンの通常用量（75〜200 mg）では抗うつ作用を示し，少量（25〜50 mg）ではおもに催眠作用を示す．半減期は約6時間と短く，米国ではベンゾジアゼピン系睡眠薬の長期投与が認められていないため，慢性不眠症に長期投与されることが多い．高齢者にも用いられるが，50 mgの内服で翌日の持ち越し効果が生じることがある．抗コリン作用が少なく，適応外使用であるがせん妄に用いられることがある．

### ミアンセリン（テトラミド®）は鎮静・催眠効果が強い（図2）

ミアンセリンは四環系抗うつ薬で，NaSSAの特徴をもち，強力なノルアドレナリン $\alpha_1$ および $\alpha_2$ 受容体遮断作用をもつ．ヒスタミン $H_1$ 受容体遮断作用も強く鎮静・催眠作用をもつ．抗コリン作用が少なく，適応外使用であるがせん妄に用いられることがある．米国では市販されていないため情報が少ない．

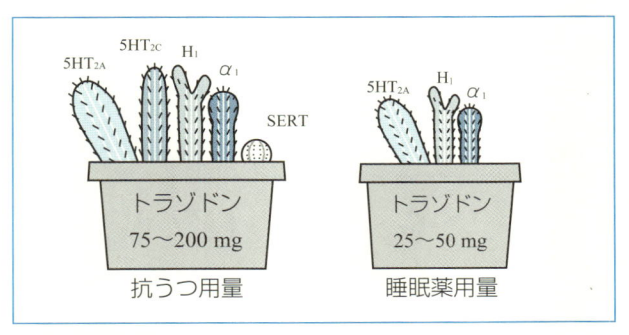

**図1** トラゾドンの通常用量と催眠用量の受容体阻害プロフィール

トラゾドンはセロトニン再取り込み阻害作用と，セロトニン 5HT$_{2A/2C}$ 受容体遮断作用をもつセロトニン受容体拮抗・再取り込み阻害薬（SARI）である．用量によって2つの異なる薬物のように作用する．通常用量（75〜200 mg）で抗うつ作用を示し，少量（25〜50 mg）で睡眠作用を示す．

SERT : serotonin transporter

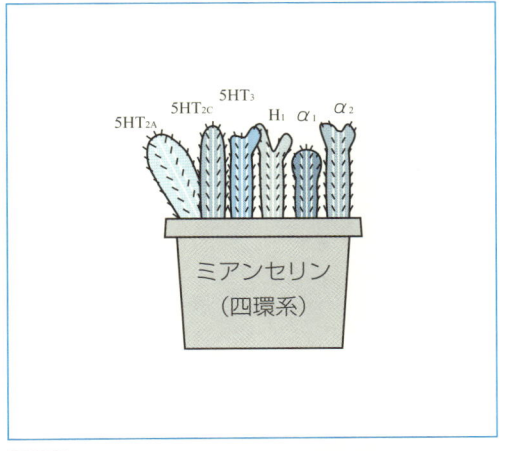

**図2** ミアンセリンの受容体阻害プロフィール

ミアンセリンは強力なノルアドレナリン $\alpha_1$ および $\alpha_2$ 受容体遮断作用をもち，セロトニン 5-HT$_{2A/2C}$ および 5-HT$_3$ 受容体遮断作用，そしてヒスタミン H$_1$ 受容体遮断作用をもつ．

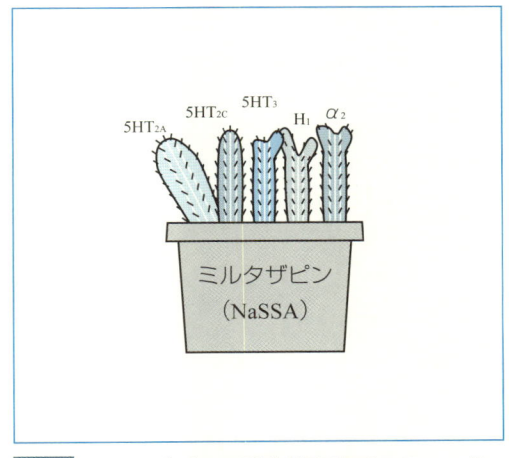

**図3** ミルタザピンの受容体阻害プロフィール

ミルタザピンはノルアドレナリン $\alpha_2$ 受容体遮断作用が主体で，セロトニン 5-HT$_{2A/2C}$ および 5-HT$_3$ 受容体遮断作用をもち，ノルアドレナリン作動性・特異的セロトニン作動性抗うつ薬（NaSSA）といわれる．ヒスタミン H$_1$ 受容体遮断作用も強く鎮静・催眠作用をもつ．

## ミルタザピン（リフレックス®，レメロン®）は鎮静・催眠効果が強い（図3）

ノルアドレナリン $\alpha_2$ 受容体遮断作用が主体で，セロトニン 5-HT$_{2A/2C}$ および 5-HT$_3$ 受容体遮断作用をもち，NaSSA といわれる．ヒスタミン H$_1$ 受容体遮断作用も強く，鎮静・催眠作用をもつ．原発性不眠症に対する臨床試験はほとんど行われていないが，米国でも不眠症に用いられている．

C 不眠症への適応はないが睡眠改善薬として用いられる薬剤

短時間型　精神疾患

## 05-1 鎮静系抗うつ薬 トラゾドン

- 鎮静効果が強く，抗コリン作用は少ない．
- 抗うつ効果はほかの抗うつ薬と同等だが，鎮静作用があるためにうつ病の第一選択薬とはならない．
- 睡眠改善効果を期待して，25～50 mg 程度の少量を就寝前に用いる．
- 催眠作用はおもに抗ヒスタミン作用に基づき，長期使用により耐性が形成される可能性がある．
- 高用量では過鎮静が生じる．米国ではベンゾジアゼピン系睡眠薬の長期投与が認められていないため，慢性不眠症に長期投与されることが多い．
- QT 時間の延長などの心刺激伝導系の障害は少ない．
- 半減期は短いが高齢者では翌日の持ち越し効果が生じることがある．
- 不眠の強いうつ病に用いる意義がある．
- 適応外使用であるがせん妄にも用いられることがある．

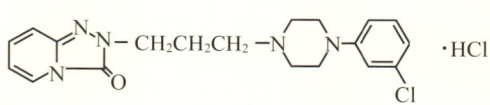

| 作用機序 | |
|---|---|
| ・セロトニン 5-HT$_{2A}$ 受容体遮断作用と，セロトニン再取り込み阻害作用をもち，セロトニン受容体拮抗・再取り込み阻害薬（SARI）ともよばれる<br>・高用量で抗うつ作用を発揮<br>・高用量ではヒスタミン H$_1$ 受容体遮断作用と α$_1$ 受容体遮断作用による鎮静効果が現れる<br>・セロトニン 5HT$_{2A/2C}$ 拮抗作用は過覚醒を抑えて睡眠に導き，徐波睡眠増加作用がある<br>・抗コリン作用はほとんどない | |
| **薬剤** | |
| ・薬効分類：うつ病・うつ状態治療剤<br>・商品名：レスリン®（MSD）/ デジレル®（ファイザー）…p.146，147 参照，後発医薬品あり<br>・剤型：錠 25 mg，50 mg<br>・規制区分：劇薬<br>・処方日数制限：なし | |
| 効能・効果・<br>用法・用量 | ・うつ病・うつ状態（成人 75～200 mg，1～数回分割経口投与）<br>＊原発性不眠症への臨床試験で症状改善が確認されている |
| 薬物動態 | ・最高血中濃度到達時間（Tmax）：3～4 時間（先発品），0.8～1 時間（後発品）<br>・血中消失半減期（T$_{1/2}$）：6～7 時間<br>・肝代謝（CYP3A4，2D6） |
| **使用上の注意** | |
| 警告 | なし |
| 禁忌 | 本剤の過敏症，サキナビルメシル酸塩（インビラーゼ®，抗 HIV 薬）投与中（トラゾドンの血中濃度上昇） |
| 慎重投与 | 心筋梗塞回復初期，緑内障，排尿困難，眼内圧亢進，てんかん，躁うつ病（必ずしも適応外とはならないが，躁転や自殺企図のリスクがある），脳器質障害，統合失調症，衝動性，自殺念慮・自殺企図の既往（24 歳以下の患者で自殺念慮，自殺企図のリスクが増加するとの報告がある），小児，高齢者 |

| 併用注意 | ・降圧薬(起立性低血圧および失神を含む低血圧)<br>・フェノチアジン誘導体(血圧低下)<br>・ワルファリンカリウム(プロトロンビン時間の短縮)<br>・アルコール，中枢神経抑制薬，MAO阻害薬(中枢抑制作用増強)<br>・強心配糖体，フェニトイン(血中濃度上昇)<br>・カルバマゼピン(本剤の血中濃度低下)<br>・CYP3A4阻害薬(抗HIV薬のリトナビルやインジナビル，本剤の作用増強)<br>・セロトニン作動薬(タンドスピロン，パロキセチン，アミトリプチリン等)併用でセロトニン症候群 |
|---|---|
| 重大な副作用 | QT延長，心室頻拍，心室細動，心室性期外収縮，悪性症候群，セロトニン症候群，錯乱，麻痺性イレウス，持続性勃起，無顆粒球症 |
| 副作用 | 眠気，高血圧，起立性低血圧，脱力，性機能障害，胃腸症状，肝機能障害，過鎮静，高血圧 |

## Column

### ・不眠と不眠症は異なる

不眠は症状であり，不眠症は病名である．不眠症は，適切な睡眠環境のもとで入眠困難・中途覚醒・早朝覚醒のいずれかが生じ，日中の機能障害をもたらす状態と定義される．かつては原因のない一次性(原発性)不眠症と，原因のある二次性(続発性)不眠症に分けられたが，それらはしばしばオーバーラップする．現在では不眠症は独立した機能障害として扱われ，WHOの国際疾病分類(ICD-10)でも睡眠障害国際分類第3版(ICSD-3)でも不眠障害(insomnia disorder)とよばれる．

### ・原発性不眠症とは？

原発性不眠症は一次性不眠症ともよばれ，原因不明の不眠症という意味である．精神生理性不眠症，特発性不眠症，逆説性不眠症の3種類がある．なかでも精神生理性不眠症が最も多く，かつて神経症性不眠症ともよばれた．偶発的な不眠をきっかけに不眠に対する不安・恐怖感が生じて，夜になると眠ろうと努力してかえって目がさえる．家の寝室やベッドが緊張感や興奮を高めて不眠を生じるように条件づけられ，新しい環境ではかえって眠れたりする．夜間だけでなく日中も過覚醒状態にあり，昼寝をしようと思っても寝つくことができないことがある．元来から几帳面で神経質な性格の人に生じやすい．

### ・運動と睡眠

運動習慣のある人は筋肉量が多く，基礎代謝も高いため，体温変動の日差が大きく，睡眠の質がよい．しかし，不眠に対して一時的に運動しても即効性はない．就寝前の激しい運動は交感神経が興奮しすぎて眠気がなくなってしまう．就寝前にストレッチなどの軽い運動をすればリラックス効果とともに体温上昇が見込まれ，理屈上は入眠効果が期待される．しかし，その効果は限定的である．数か月以上かけて睡眠習慣をつけることが重要である．

C 不眠症への適応はないが睡眠改善薬として用いられる薬剤

中間時間型　精神疾患

### 05-2 鎮静系抗うつ薬 ミアンセリン

- 鎮静・催眠作用が強く，うつ病の第一選択薬とはならない．
- 睡眠改善効果を期待して，10〜30 mg 程度の少量を就寝前に用いることがある．
- 心循環系への影響が少なく，抗コリン性副作用が少なく，高齢者にも使いやすい．
- 催眠作用はおもに抗ヒスタミン作用に基づき，長期使用により耐性が形成される可能性がある．
- 不眠の強いうつ病に用いる意義がある．
- 適応外使用であるがせん妄に用いられることがある．
- 米国では市販されていない．

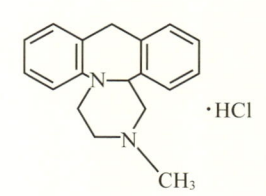

| 作用機序 | |
|---|---|
| \- 四環系抗うつ薬<br>- シナプス前 $\alpha_2$ アドレナリン受容体を遮断する（シナプス間隙へのノルアドレナリン遊離を促進させ，脳内ノルアドレナリン代謝回転を更新させる）<br>- セロトニン 5-HT$_{2A}$ 受容体遮断作用をもつ<br>- ヒスタミン H$_1$ 受容体遮断作用をもつ<br>- 抗コリン作用は弱い<br>- Itil ら（1972）による薬物脳波研究でアミトリプチリン類似の脳波変化を示すことを根拠に再開発された | |

| 薬剤 | |
|---|---|
| | ・薬効分類：四環系抗うつ剤<br>・商品名：テトラミド®（MSD/ 第一三共）…p.147 参照<br>・剤型：錠 10 mg，30 mg<br>・規制区分：なし<br>・処方日数制限：なし |
| 効能・効果・用法・用量 | ・**うつ病，うつ状態**（成人 30〜60 mg，分割投与あるいは夕食後/就寝前の 1 日 1 回投与）<br>＊原発性不眠症に対する臨床試験はほとんど行われていない<br>＊睡眠ポリグラフ研究では，軽睡眠を増加させ，徐波睡眠増加作用があり，レム睡眠抑制作用は弱い |
| 薬物動態 | ・最高血中濃度到達時間（Tmax）：**約 2 時間**<br>・血中消失半減期（$T_{1/2}$）：**約 18 時間**<br>・肝代謝（CYP1A2，2D6，3A4） |

| 使用上の注意 | |
|---|---|
| 警告 | なし |
| 禁忌 | 本剤過敏症，MAO 阻害薬（セレギリン塩酸塩，エフピー®）投与患者 |
| 慎重投与 | 緑内障，排尿困難，眼内圧亢進等，心疾患，肝・腎障害，てんかん，躁うつ病（必ずしも適応外とはならないが，躁転や自殺企図のリスクがある），脳器質障害，統合失調症，衝動性，自殺念慮・自殺企図の既往（24 歳以下の患者で自殺念慮，自殺企図のリスクが増加するとの報告がある），コントロール不良な糖尿病，低出生体重児・新生児・乳児・幼児・小児，高齢者 |

| 併用注意 | ・中枢神経抑制薬（中枢抑制作用増強）<br>・アルコール（本剤の肝代謝を阻害し，相互に作用を増強）<br>・CYP3A4 酵素誘導薬（カルバマゼピン，フェニトイン等）（本剤の作用減弱）<br>・クロニジン塩酸塩（降圧作用を減弱） |
|---|---|
| 重大な副作用 | 悪性症候群，無顆粒球症，肝機能障害，黄疸，けいれん |
| 副作用 | 眠気，過鎮静，注意力・集中力低下，起立性低血圧，耐糖能を低下させることがある，徐脈，関節痛，急激な断薬により，振戦，焦燥感，不安などの離脱症状が生じる |

## Column

### ・睡眠不足の影響は若い人で大きい

　慢性的に十分な睡眠が確保されていない状態を行動誘発性睡眠不足症候群という．日中に眠気，疲労感，無気力，注意散漫，食欲低下などが生じるが，本人は睡眠不足が原因と認識していないことがある．20 歳代と 60 歳代の健常者を 40 時間覚醒させ続けた実験があり，高齢者よりも若い人のほうが眠気や作業効率低下への影響が大きかったという．若い人は体温リズムの振幅が大きく，高齢者は小さいので，若い人のほうが生体リズム低下時の影響が大きいためと思われる．若い人ほど深夜業務による作業ミスや自動車の運転事故などが多くなるのかもしれない．

### ・睡眠負債は 2 週間持続する

　睡眠学の泰斗デメントによれば，睡眠不足による負債は 2 週間にわたって蓄積するという．毎日 3 時間の睡眠不足が 3 日間続くと，計算上は 9 時間の睡眠負債となり，一晩の徹夜明けに相当する．睡眠不足が慢性化すると眠気の程度は頭打ちになるが，認知機能低下は直線的に上昇するので，自覚しないぶんだけ深刻なヒューマンエラーが生じる可能性がある．

### ・不眠と生活習慣病の関係

　不眠症や睡眠不足が続くと，食欲を抑制するレプチンが減少し，食欲を亢進するグレリンが増加し，肥満に結びつく．睡眠が足りないと BMAL1 という時計遺伝子は体内に脂肪を取り込む働きがあり，起床後 14～18 時間後に活性が高まるため，夜間の摂食が肥満を増悪する．また，耐糖能障害を生じ，糖尿病や生活習慣病のリスクが増大する．睡眠時間が短いと日中の QOL が低下し，食事療法や運動療法を阻害する．すなわち，必要な睡眠を確保することが肥満を防ぎ，生活習慣病を予防することになる．

C 不眠症への適応はないが睡眠改善薬として用いられる薬剤

長時間型　精神疾患

鎮静系抗うつ薬

## 05-3　ミルタザピン

- SSRI や SNRI とともにうつ病の第一選択薬で，効果発現が早い．
- 新世代抗うつ薬を比較した臨床試験 MANGA study（multiple metaanalysis of new generation antidepressants study, 2009）では，有効性が最も高かった．
- わが国の臨床試験でもプラセボに対する優位性が初めて検証された．
- 睡眠改善効果を期待して，15〜30 mg 程度の少量を就寝前に用いることがある．
- 日中の眠気，体重増加，めまいに注意．
- 催眠作用はおもに抗ヒスタミン作用に基づき，長期使用により耐性が形成される可能性がある．
- 不眠の強いうつ病に有効．
- 抗ヒスタミン薬で眠気の出る人は，本剤による鎮静作用が強く出る可能性がある．
- 原発性不眠症に対する臨床試験はほとんど行われていないが，米国でも不眠症治療に用いられる．

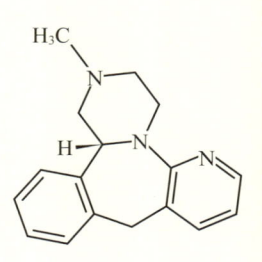

| 作用機序 | |
|---|---|
| | ・ノルアドレナリン作動性・特異的セロトニン作動性抗うつ薬（NaSSA）<br>・シナプス前 $\alpha_2$ アドレナリン受容体を遮断してノルアドレナリン遊離を促進し，セロトニン神経終末部のシナプス前 $\alpha_2$ ヘテロ受容体を遮断してセロトニン遊離を促進する<br>・シナプス後部のセロトニン 5-HT$_{2A/2C}$ および 5-HT$_3$ 受容体遮断作用により，遊離促進されたセロトニンが特異的に 5-HT$_{1A}$ 受容体を刺激し，抗うつ効果を増強させる<br>・セロトニン 5-HT$_{2A/2C}$ 阻害作用により徐波睡眠増加作用があり，レム睡眠抑制作用はない<br>・セロトニン 5-HT$_{2A}$ 阻害作用により性機能障害や消化器症状は発現せず，制吐作用がある<br>・セロトニン 5-HT$_{2C}$ 阻害作用により，食欲更新・体重増加が懸念される<br>・セロトニントランスポーターは阻害しない<br>・催眠作用は強いヒスタミン H$_1$ 受容体遮断作用に基づく<br>・抗コリン作用はほとんどない |
| 薬剤 | |
| | ・薬効分類：ノルアドレナリン・セロトニン作動性抗うつ剤<br>・商品名：リフレックス®（MeijiSeika ファルマ）/ レメロン®（MSD）…p.147 参照<br>・剤型：錠 15 mg<br>・規制区分：劇薬<br>・処方日数制限：なし |
| 効能・効果・<br>用法・用量 | ・うつ病・うつ状態（成人 15〜45 mg．増量は 1 週間以上の間隔をあけて 1 日 15 mg ずつ，就寝前投与）<br>＊本剤の投与量は必要最小限となるよう，患者ごとに慎重に観察しながら投与すること |

| 薬物動態 | ・最高血中濃度到達時間（Tmax）：**1.1〜1.4 時間**<br>・血中消失半減期（$T_{1/2}$）：**約 32 時間**<br>・肝代謝（CYP1A2, 2D6, 3A4）<br>・**高齢者では血中濃度が上昇するおそれがある** |
|---|---|
| 使用上の注意 | |
| 警告 | なし |
| 禁忌 | 本剤過敏症，MAO 阻害薬（セレギリン塩酸塩，エフピー®）投与中あるいは投与中止後 2 週間以内の患者 |
| 慎重投与 | ・肝・腎障害，躁うつ，脳器質障害，てんかん，心疾患，緑内障，小児，高齢者，排尿困難<br>・24 歳以下の患者で，自殺念慮・自殺企図のリスク増加<br>・18 歳未満の大うつ病には適応を慎重に検討（海外で実施された 7〜17 歳の大うつ病性障害患者を対象としたプラセボ対照臨床試験において有効性が確認できなかった）<br>・突然の中止により，不安，焦燥，興奮，浮動性めまい，錯覚感，頭痛および悪心等が現れる |
| 併用注意 | ・CYP3A4 阻害薬（本剤の作用増強）CYP3A4 誘導薬・シメチジン（本剤の作用減弱），ベンゾジアゼピン系薬剤，アルコール<br>・SSRI，炭酸リチウム，西洋オトギリソウ含有食品（セロトニン症候群を生じるおそれあり）<br>・ワルファリンカリウム（プロトロンビン時間が延長する可能性あり） |
| 重大な副作用 | ・QT 延長，心室頻拍（torsades de pointes を含む）を起こすおそれがある<br>・セロトニン症候群，好中球減少症，無顆粒球症，けいれん，肝機能障害・黄疸，SIADH，Stevens-Johnson 症候群 |
| 副作用 | ・傾眠，口渇，倦怠感，便秘，アラニン・アミノトランスフェラーゼ増加<br>・過鎮静，体重増加，起立性低血圧，不安，焦燥，興奮，不眠，攻撃性，衝動性，アカシジア／精神運動不穏，軽躁，躁病，下肢静止不能症候群 |

## Column

・推奨される年齢別睡眠時間

　米国睡眠財団（NSF）は 2015 年に新しい睡眠ガイドラインを公表した．各年代の推奨睡眠時間の幅を大きくし，乳幼児に必要な睡眠時間は従来よりもやや短くした．65 歳以上の高齢者に必要な睡眠時間は 7〜8 時間としている．

| 年齢 | 1 日の必要な睡眠時間 |
|---|---|
| 新生児（0〜3 か月） | 14〜17 時間 |
| 乳児（4〜11 か月） | 12〜15 時間 |
| 幼児（1〜2 歳） | 11〜14 時間 |
| 未就学児（3〜5 歳） | 10〜13 時間 |
| 小児（6〜13 歳） | 9〜11 時間 |
| 思春期（14〜17 歳） | 8〜10 時間 |
| 成人期（18〜64 歳） | 7〜9 時間 |
| 65 歳以上 | 7〜8 時間 |

## 06 生理検査で用いられる催眠薬

### ルーチン脳波検査

　脳波検査では入眠してはじめててんかん性異常波が出現することが多いので，ルーチン検査でも睡眠記録を行うことが勧められている．自然睡眠が望ましいが，小児では睡眠記録が得られにくいので薬物を用いて入眠させることがある．通常はトリクロホスナトリウム（トリクロリール®）シロップを経口投与するか，抱水クロラール坐薬（エスクレ®）を挿肛する．どちらも肝代謝され，トリクロロエタノールになり鎮静催眠作用を示す．脳波上は自然睡眠に近い睡眠波形を示すといわれる．しかし，年長者や神経学的異常のある児では入眠に成功しないことが少なくない．前日の夜間睡眠を短くする，昼食後の満腹状態で記録する，繰り返し記録して検査に慣れてもらうなどの工夫が必要となる．

### 睡眠脳波記録に静脈麻酔は勧められない

　かつては抗ヒスタミン薬の静注用製剤を用いて入眠させたこともあった．その効果は不確実であるが，比較的浅い睡眠が持続して得られるという特徴がある．とくに 14&6 Hz 陽性棘波という特殊な波形が誘発されることが多いが，本波形は臨床的意義が乏しいので，現在は行われなくなった．

　一方，バルビツール酸系麻酔薬を静脈内投与すると確実に入眠するが，浅い睡眠が得られず，深い睡眠のみの記録となる．また，脳波上に薬物速波とよばれる周波数の速い波が著明に出現する．てんかん性異常波は浅い睡眠でよく出現し，深い睡眠では出現しにくくなる．また，著明な薬物脳波に隠れててんかん性異常波が判別しにくくなるなどの理由から，バルビツール酸系麻酔薬の静脈内投与が行われることは少なくなった．

### CT/MRI，核医学検査などの鎮静

　小児の非侵襲的検査で十分に説明しても安静が保てない場合に，トリクロホスナトリウム（トリクロリール®）シロップや抱水クロラール坐薬（エスクレ®）を用いて，軽い鎮静を試みることがある．年長者や神経学的異常のある児では静脈麻酔を用いることがあるが，静脈麻酔は呼吸循環系への影響が必発であるためモニターによる十分な監視下の環境で行わなくてはならない．

C 不眠症への適応はないが睡眠改善薬として用いられる薬剤

> 短時間型 　鎮静，不眠症

## 06-1 生理検査で用いられる催眠薬
### トリクロホスナトリウム

- 抱水クロラール末（販売中止）と同じ作用機序であるが，小児に服用しやすいようオレンジの香りのシロップ剤にして，抱水クロラールの粘膜刺激性，苦味，刺激性の臭いは改善された．
- 作用発現は 30〜60 分，作用持続は 2〜8 時間．
- 依存性を有する．
- 主として脳波などの小児の理学検査時に短時間の睡眠導入目的に使用される．
- 服用後 5 分以内に嘔吐したら初回量を再投与．
- 効果のないときは初回量の半量を投与．それでも神経学的異常をもつ児は鎮静・催眠に失敗することがある．
- 不眠症の臨床に治療薬として用いられることはない．

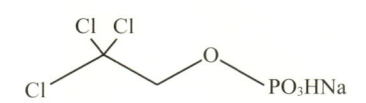

| 作用機序 | |
|---|---|
| \- 抱水クロラールが肝代謝を受け，トリクロロエタノールとなり鎮静・催眠作用を示す<br>\- トリクロロエタノールをリン酸でエステル化した Na 塩であるトリクロリール®シロップが開発された | |
| **薬剤** | |
| \- 薬効分類：催眠剤<br>\- 商品名：トリクロリール®（アルフレッサファーマ）<br>\- 剤型：シロップ 10%<br>\- 規制区分：劇薬，習慣性医薬品<br>\- 処方日数制限：なし | |
| 効能・効果・用法・用量 | ・不眠症<br>・**脳波・心電図検査等における睡眠**<br>＊小児 20〜80 mg/kg（シロップとして 0.2〜0.8 mg/kg），成人 1〜2 g（シロップとして 10〜20 mL），就寝前または検査前に経口投与，総量が 2 g（シロップで 20 mL）を超えない |
| 薬物動態 | ・最高血中濃度到達時間（Tmax）：**約 1 時間**<br>・血中消失半減期（$T_{1/2}$）：**約 8 時間**<br>・肝代謝（加水分解） |
| **使用上の注意** | |
| 警告 | なし |
| 禁忌 | 本剤の成分・抱水クロラールの過敏症，急性間欠性ポルフィリン症 |
| 慎重投与 | ・肝障害，腎障害，小児，虚弱者，呼吸機能低下，重篤な心疾患または不整脈，高齢者<br>・呼吸抑制に注意（小児では呼吸数，心拍数，経皮的動脈血酸素飽和度等をモニタリングする） |
| 併用注意 | ・中枢神経抑制薬，MAO 阻害薬，アルコール（アルコールの濃度上昇）<br>・ワルファリンカリウム（作用増強）<br>・抱水クロラール（同様にトリクロロエタノールとなるため，併用注意） |
| 重大な副作用 | 依存性，呼吸抑制・無呼吸，アナフィラキシー様症状，ショック（瘙痒感，浮腫，呼吸困難，血圧低下，チアノーゼ），高用量投与の急激な中断で離脱症状（不安，振戦，けいれん，せん妄） |
| 副作用 | 水疱，固定薬疹，徐脈，覚醒遅延 |

C 不眠症への適応はないが睡眠改善薬として用いられる薬剤　　短時間型　　鎮静, てんかん

## 06-2 抱水クロラール
### 生理検査で用いられる催眠薬

- 1832 年に開発された最も古い睡眠薬である．
- 抱水クロラール末（販売中止）は刺激性のある臭いや苦味があり，粘膜刺激性をもつため，口周囲に付着すると発赤・びらんが生じる．胃部不快感や嘔吐も起こるため，現在は坐剤と注腸用キットのみが市販されている．
- 体内吸収は速やかで，投与後 30～60 分で睡眠が誘導され，効果が 4～8 時間持続する．
- 依存性を有する．
- 小児の脳波記録などの理学検査の際に，短時間の睡眠導入目的に使用される．
- 理学検査時の催眠の有効率は 89.5% で，神経学的異常をもつ児は鎮静・催眠に失敗することが少なくない．
- 小児では静脈注射が困難なけいれん重積状態に用いられることがある．
- 不眠症の臨床で治療薬として用いられることはない．

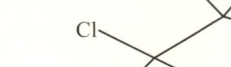

| 作用機序 | |
|---|---|
| 抱水クロラール自身および活性代謝物のトリクロルエタノールが鎮静催眠や抗けいれん作用をもつ | |
| **薬剤** | |
| ・薬効分類：催眠剤・抗てんかん剤　　・規制区分：習慣性医薬品<br>・商品名：エスクレ®（久光）　　・処方日数制限：なし<br>・剤型：坐剤 250 mg，500 mg，注腸用キット 500 mg | |
| 効能・効果・用法・用量 | ・静脈注射が困難なけいれん重積状態（小児 30～50 mg/kg，直腸内挿入，総量 1.5 g を超えてはならない）<br>・理学検査における鎮静・催眠 |
| 薬物動態 | ・最高血中濃度到達時間（Tmax）：**約 1 時間**<br>・血中消失半減期（$T_{1/2}$）：**約 11 時間**<br>・肝代謝 |
| **使用上の注意** | |
| 警告 | なし |
| 禁忌 | 本剤・トリクロホスナトリウムに過敏，急性間欠性ポルフィリン症，坐剤ではゼラチン過敏症 |
| 慎重投与 | ・肝障害，腎障害，虚弱者，呼吸機能低下，重篤な心疾患，不整脈<br>・小児には慎重投与（無呼吸，呼吸抑制が起こり，心肺停止に至った例も報告されている） |
| 併用注意 | ・中枢神経抑制薬，MAO 阻害薬（中枢抑制作用増強），アルコール（アルコールの濃度上昇）<br>・ワルファリンカリウム（作用増強） |
| 重大な副作用 | 依存性，呼吸抑制・無呼吸，ショック（瘙痒感，浮腫，呼吸困難，血圧低下，チアノーゼ），高用量投与の急激な中断で離脱症状（不安，振戦，けいれん，せん妄） |
| 副作用 | 徐脈，下痢，食欲不振 |

C 不眠症への適応はないが睡眠改善薬として用いられる薬剤

# 07 抗ヒスタミン薬

## 抗ヒスタミン薬による眠気は個人差が大きい

ヒスタミンは視床下部の結節乳頭核（TMN）にある神経細胞から分泌され，その受容体は脳内に広く投射している．20世紀のはじめに麦角の成分としてのヒスタミンが知られていたが，やがてこの物質がアナフィラキシーショックの原因物質であることが明らかとなり，1930〜40年代から抗ヒスタミン薬の開発がさかんになった．ヒスタミン受容体は4つあり，そのうちヒスタミン $H_1$ 受容体遮断率が50％を超えると鎮静・催眠効果が生じる．抗ヒスタミン $H_1$ 作用による鎮静・催眠作用には個人差が大きく，まったく眠気を感じない人もいる．

## 第一世代の抗ヒスタミン薬は脳に移行しやすい

1970年代までに開発された抗ヒスタミン薬は第一世代とよばれ，脂溶性で中枢神経系への移行率が高く，鎮静系抗ヒスタミン薬とほぼ同義である．抗ヒスタミン $H_1$ 作用は眠気・鎮静のほかに，倦怠感，めまい，精神運動機能障害，食欲増加などが生じる．ムスカリン性アセチルコリン受容体遮断作用もあり，口渇，排尿困難，尿閉，便秘，洞性頻脈，記憶障害などの副作用が生じ，前立腺肥大や緑内障患者には禁忌である．その他，αアドレナリン受容体遮断作用による起立性低血圧，めまい，反射性頻脈などの副作用もある．中枢神経の抑制系が未発達な乳幼児・小児では，興奮やけいれんを生じることがある．

## 抗ヒスタミン薬は睡眠薬として適さない

抗ヒスタミン薬の眠気の副作用は，単回服用では睡眠導入に有効なことがあるが，総睡眠時間を延長させる作用はなく，原発性不眠症に対する臨床試験はほとんどない．就寝前に服用すると翌日の持ち越し効果が生じ，翌日の眠気，集中力，判断力に支障が出る．小児や高齢者に対する安全性は十分に確認されていない．アルコールとともに服用すると血中濃度が急上昇して意識障害を呈することがある．耐性形成が速く，服用4日目には催眠作用が消失するため，睡眠薬として適さない．

## 一般用医薬品の成分に含まれる

第一世代の抗ヒスタミン薬は安価で，一般用医薬品（OTC）の睡眠改善薬の成分として用いられている（表1）．とくに2003年に市販されたOTC薬「ドリエル®」（ジフェンヒドラミン含有）は，医師の処方箋なしに購入できるという手軽さもあって発売後1年で27億円を売り上げた．ドリエル®のホームページには，睡眠薬と異なり慢性的な不眠症状ではなく一時的な不眠症状に使用するもので，効能効果は寝つきが悪い，あるいは眠りが浅い人の症状を緩和すると記さ

**表1** 薬局・薬店で購入できる睡眠改善薬は抗ヒスタミン薬を含有する　　　　（2015年5月現在）

| | | | |
|---|---|---|---|
| ・アンミナイト® | （ゼリア新薬） | ・マイレストS® | （佐藤製薬） |
| ・カナコSP® | （東宝製薬） | ・ハルナー® | （浅田飴） |
| ・グ・スリー®P | （日東薬品，第一三共ヘルスケア） | ・カローミン® | （大昭製薬，報国製薬） |
| ・ドリエル®，<br>　ドリエル®EX | （エスエス製薬） | ・リポスミン®<br>・ドリーネン® | （皇漢堂製薬）<br>（東宝製薬） |
| ・ドリーミオ® | （資生堂薬品） | ・ヨネール® | （米田薬品） |
| ・ナイフル® | （日邦薬品） | ・ネオデイ® | （大正製薬） |
| ・ハイヤスミンA® | （福地製薬） | ・プロリズム® | （カイゲン） |

**表2** 第二世代抗ヒスタミン薬の副作用出現頻度と添付文書上の自動車運転に関する記載

| 一般名 | 商品名 | 眠気・傾眠(%) | 倦怠感(%) | 自動車運転 |
|---|---|---|---|---|
| ロラタジン | クラリチン® | 6.4 | 1.4 | 記載なし |
| オロパタジン | アレロック® | 7.0 | 0.6 | 禁止 |
| エメダスチン | レミカット® | 6.3 | 0.6 | 禁止 |
| オキサトミド | セルテクト® | 4.8 | 0.5 | 禁止 |
| ケトチフェン | ザジテン® | 4.4 | 0.3 | 禁止 |
| セチリジン | ジルテック® | 6.0 | 0.9 | 禁止 |
| フェキソフェナジン | アレグラ® | 0.5～2.3 | 0.1 | 記載なし |
| メキタジン | ゼスラン® | 2.2 | 0.5 | 禁止 |
| ベポタスチン | タリオン® | 1.3～5.7 | 0.3 | 注意 |
| エバスチン | エバステル® | 1.7 | 0.3 | 注意 |
| アゼラスチン | アゼプチン® | 0.8 | 0.05 | 禁止 |
| エピナスチン | アレジオン® | 1.2 | 0.3 | 注意 |

れている．15歳未満の小児，慢性的に不眠の人，不眠症と診断を受けた人は服用しないことと記載されている．一過性の不眠に頓用として用いるのはよいが，連用したり，服用量を増やしたりしてはいけない．

## 第二世代の抗ヒスタミン薬は脳に移行しにくい

　1980年代以降に開発された第二世代抗ヒスタミン薬は脳内に移行しにくく，非鎮静系抗ヒスタミン薬とほぼ同義である．フェキソフェナジン塩酸塩などはアトピー性皮膚炎を改善し，セチリジンなどは慢性蕁麻疹や瘙痒症に有効である．国内で開発されたケトチフェンフマル酸（ザジテン®）やオキサトミド（セルテクト®）は脳内に移行し鎮静作用が強いが，便宜上第二世代に分類されている．

## インペアード・パフォーマンス（気づきにくい能力ダウン）

　抗ヒスタミン薬内服により気づかないうちに日常の作業能率が低下することがあり，インペアード・パフォーマンスとよばれる．インペアード・パフォーマンスはヒスタミン$H_1$受容体占拠率と直線的な相関を示すが，眠気は占拠率が30％を超すと飽和し，占拠率が高くなって

も眠気を感じない人がいる．すなわち，眠気の自覚がないまま，強いインペアード・パフォーマンスを呈する人がいるため，実生活では大きな問題となりかねない．第二世代の抗ヒスタミン薬の添付文書には運転禁止，運転注意，そして運転に関する記載なしの3種類に分けられるが，副作用に眠気の出現する頻度とこれらの記載には関連がない（**表2**）．インペアード・パフォーマンスについての記載もない．

### 痒みによる不眠

第一世代の抗ヒスタミン薬の多くはアトピー性皮膚炎，慢性蕁麻疹，瘙痒症の改善効果を有しない．痒みのために不眠が生じているとき，鎮静系抗ヒスタミン薬を使用することは勧められない．第二世代の抗ヒスタミン薬を用いて痒みをおさえる治療を十分に行い，それでも不眠が持続する場合には睡眠薬の使用を考慮する．

---

### Column

**・日本人は睡眠時間が短い**

経済協力開発機構（OECD）の調査では，日本人は韓国人とともに世界で最も睡眠時間が短い国民である．2006年のデータでは，フランス人の平均睡眠時間が8時間50分，米国人が8時間38分であったのに対し，日本人は7時間50分，韓国人は7時間49分であった．また，日本人は時代とともに睡眠時間が短くなり，1965年の平均睡眠時間が8時間13分であったのに対し，2010年には7時間14分と50年で1時間減少している．厚生労働省の調査では，若い人は「仕事・勉強・通勤・通学などで睡眠時間がとれない」ことを理由のトップにあげ，高齢者では「体の具合が悪いから，トイレ（尿）が近いから」などの理由をあげている．

**・睡眠の日**

日本では春（3月18日）と秋（9月3日）に「睡眠の日」が設定され，市民公開講座を含むさまざまな啓発活動が行われている．3月18日は世界睡眠医学連合（WASM）が設定した「World Sleep Day」である．9月3日は九（グー）と三（スリープ）の語呂合わせで，睡眠健康推進機構が設定したわが国独自の「睡眠の日」である．

C　不眠症への適応はないが睡眠改善薬として用いられる薬剤

短時間型　その他

### 07-1　抗ヒスタミン薬
## ジフェンヒドラミン

- エタノールアミン系の第一世代抗ヒスタミン薬.
- 鎮静作用, 止痒作用が強い.
- 副作用の眠気は個人差が大きく, まったく眠気を感じない人もいる.
- 眠気を自覚しなくとも, 集中力, 判断力, 作業能力が低下するインペアード・パフォーマンスがみられる.
- 翌日の持ち越し効果があり, 連用によりすぐに耐性が形成される.
- 副作用も強く, 安全域も狭いため, 睡眠薬として用いることはない.
- 鎮暈薬トラベルミン®などの成分として含まれている.

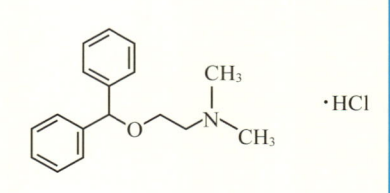

| 作用機序 | |
|---|---|
| \- 第一世代の抗ヒスタミン薬<br>・脂溶性で脳内移行率が高い<br>・ヒスタミン $H_1$ 受容体占拠率が 50% を超えると催眠鎮静作用が出現し, 服用 12 時間後でも $H_1$ 占拠率が 45% あり翌日の持ち越し効果がある | |
| **薬剤** | |
| ・薬効分類：抗ヒスタミン剤(ベナ®), アレルギー性疾患治療剤(レスタミンコーワ®)<br>・商品名：ベナ®(佐藤製薬) / レスタミンコーワ®(興和) …p.147 参照<br>・剤型：錠 10 mg<br>・処方せん医薬品以外の医薬品(止痒用軟膏, クリームも処方せん医薬品以外)<br>・配合剤(喘息治療薬, 制吐・鎮暈薬, 鎮痛消炎パップ剤)も処方せん医薬品以外の医薬品<br>・注射液, パッチテスト試薬は処方せん医薬品 | |
| 効能・効果・<br>用法・用量 | ・蕁麻疹, 皮膚疾患に伴う瘙痒(湿疹・皮膚炎), 春季カタルに伴う瘙痒, 枯草熱, 急性鼻炎, アレルギー性鼻炎, 血管運動性鼻炎(成人 1 回 3～5 錠, **ジフェンヒドラミン塩酸塩として 30～50 mg を 1 日 2～3 回**) |
| 薬物動態 | ・最高血中濃度到達時間(Tmax)：**2～4 時間**<br>・血中消失半減期($T_{1/2}$)：**5～8 時間**<br>・肝代謝 |
| **使用上の注意** | |
| 警告 | なし |
| 禁忌 | 緑内障, 前立腺肥大 |
| 慎重投与 | なし |
| 併用注意 | 中枢神経抑制薬, MAO 阻害薬, 抗コリン作用を有する薬剤, アルコール |
| 重大な副作用 | なし |
| 副作用 | 眠気, 倦怠感, めまい, 口渇, 悪心, 嘔吐, 下痢, 発疹, 動悸 |

C 不眠症への適応はないが睡眠改善薬として用いられる薬剤

> 短時間型　その他

## 07-2　抗ヒスタミン薬
## d-クロルフェニラミンマレイン酸塩

- プロピルアミン系の第一世代抗ヒスタミン薬.
- dl-クロルフェニラミンマレイン酸塩の約 2 倍の抗ヒスタミン作用を示す.
- ポララミン 2 mg を服用して眠気を生じない人がいるが，インペアード・パフォーマンスはウイスキー 90 mL（シングル 3 杯）を飲んだときと同程度である.
- 翌日の持ち越し効果があり，連用によりすぐに耐性が形成される.
- 副作用も強く，安全域も狭いため，睡眠薬として用いることはない.

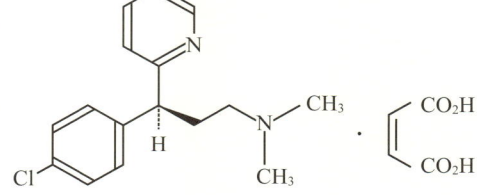

| 作用機序 | |
|---|---|
| \- 第一世代の抗ヒスタミン薬<br>・脂溶性で脳内移行率が高い<br>・ヒスタミン $H_1$ 受容体においてヒスタミンの結合を競合的に阻害する<br>・d 体は dl 体に比し約 2 倍の効力を有する | |
| **薬剤** | |
| ・薬効分類：抗ヒスタミン剤<br>・商品名：ポララミン®（高田）…p.148 参照，後発医薬品あり<br>・剤型：錠 2 mg，散 1%，シロップ 0.04%，ドライシロップ 0.2%，注 5 mg/1 mL<br>・処方せん医薬品以外の医薬品<br>・注射液，副腎皮質ホルモン・抗ヒスタミン配合剤は処方せん医薬品 | |
| 効能・効果・用法・用量 | 蕁麻疹，血管運動性浮腫，枯草熱，皮膚疾患に伴う瘙痒（湿疹・皮膚炎，皮膚瘙痒症，薬疹），アレルギー性鼻炎，血管運動性鼻炎，感冒等上気道炎に伴うくしゃみ・鼻汁・咳嗽．**成人 1 回 2 mg** を 1 日 1～4 回経口投与，小児には 1 回 5 mL を 1 日 1～4 回経口投与<br>\*漫然と連用するべきではない |
| 薬物動態 | ・最高血中濃度到達時間（Tmax）：**2～3 時間**<br>・血中消失半減期（$T_{1/2}$）：**約 8 時間**<br>・肝代謝（CYP2C11，2B1，2D6） |
| **使用上の注意** | |
| 警告 | なし |
| 禁忌 | 本剤過敏症，緑内障，前立腺肥大，低出生体重児・新生児 |
| 慎重投与 | 眼内圧亢進，甲状腺機能亢進症，狭窄性消化性潰瘍，幽門十二指腸通過障害，循環器系疾患，高血圧症 |
| 併用注意 | 中枢神経抑制薬，アルコール，MAO 阻害薬，抗コリン作用を有する薬剤，ドロキシドパ・ノルアドレナリン（併用により血圧異常上昇のおそれ） |
| 重大な副作用 | ショック，けいれん，錯乱，再生不良性貧血，無顆粒球症 |
| 副作用 | 発疹，光線過敏症，低血圧，心悸亢進，頻脈，期外収縮 |

C　不眠症への適応はないが睡眠改善薬として用いられる薬剤

中間時間型　その他

## 07-3　抗ヒスタミン薬　プロメタジン

- フェノチアジン系の第一世代抗ヒスタミン薬.
- 鎮静作用, 制吐作用が強い.
- アレルギー疾患にはあまり使用されない.
- 抗Parkinson作用があるが, 遅発性ジスキネジアは軽減せず, ときに増悪, 顕性化させる.
- 副作用の眠気は個人差が大きく, まったく眠気を感じない人もいる.
- 眠気を自覚しなくとも, 集中力, 判断力, 作業能力が低下するインペアード・パフォーマンスがみられる.
- 翌日の持ち越し効果があり, 連用によりすぐに耐性が形成される.
- 副作用も強く, 安全域も狭いため, 睡眠薬として用いることはない.

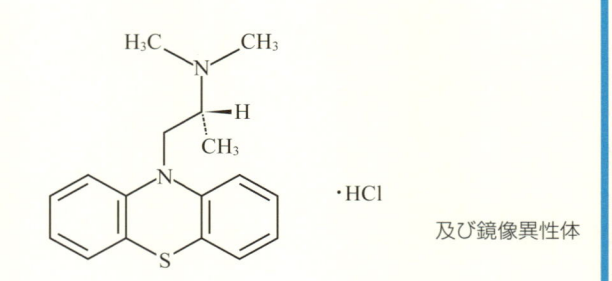

・HCl 及び鏡像異性体

| 作用機序 | ・第一世代の抗ヒスタミン薬　・抗ヒスタミン作用, 抗コリン作用, 抗アポモルフィン作用をもつ.<br>・脂溶性で脳内移行率が高い |
|---|---|
| 薬剤 | ・薬効分類：抗ヒスタミン剤<br>・商品名：ヒベルナ®（田辺三菱）／ピレチア®（高田）…p.148 参照<br>・剤型：糖衣錠 5 mg, 25 mg, 散 10%, 注 25 mg/1 mL ／錠 5 mg, 25 mg, 細粒 10%<br>・規制区分：劇薬（散, 細粒のみ）<br>・注射薬以外は処方せん医薬品以外の医薬品<br>・総合感冒薬（PL配合顆粒®, セラピナ配合顆粒®, サラザック®配合顆粒などにも含まれる） |
| 効能・効果・<br>用法・用量 | ・振せん麻痺, パーキンソニズム（**成人1日25〜200 mgを適宜分割経口投与**）<br>・麻酔前投薬, 人工(薬物)冬眠, 感冒等上気道炎に伴うくしゃみ・鼻汁・咳嗽, 枯草熱, アレルギー性鼻炎, 皮膚疾患に伴う瘙痒, 蕁麻疹, 血管運動性浮腫, 動揺病（成人1回5〜25 mg, 1日1〜3回経口投与）<br>＊注射は1回5〜50 mg, 皮下, 筋注 |
| 薬物動態 | ・最高血中濃度到達時間（Tmax）：**約3.4時間**　　・肝代謝（おもにCYP2D6）<br>・血中消失半減期（$T_{1/2}$）：**約13時間** |
| 使用上の注意 | |
| 警告 | なし |
| 禁忌 | フェノチアジン系化合物過敏症, 昏睡状態, 中枢神経抑制薬（バルビツール酸誘導体, 麻酔薬等）の強い影響下, 緑内障, 前立腺肥大, 2歳未満の乳幼児 |
| 慎重投与 | 肝障害, 脱水・栄養不良状態（悪性症候群が起こりやすい）<br>注意：嘔吐症状を不顕性化 |

| 併用注意 | 抗コリン作用を有する薬剤（フェノチアジン系化合物，三環系抗うつ薬等），中枢神経抑制薬，アルコール（飲酒），降圧薬 |
|---|---|
| 重大な副作用 | 悪性症候群，乳児突然死症候群（SIDS，小児，特に2歳未満），乳児睡眠時無呼吸発作 |
| 副作用 | 眠気，口渇，頭痛，発疹，光線過敏症，肝障害，白血球減少，顆粒球減少 |

## Column

・睡眠日誌

　図は一例であり，様々なフォームがインターネットで容易に入手できる．

C 不眠症への適応はないが睡眠改善薬として用いられる薬剤

中間時間型　その他

## 07-4 抗ヒスタミン薬 シプロヘプタジン

- ピペリジン系の第一世代抗ヒスタミン薬.
- 副作用の眠気は個人差が大きく,まったく眠気を感じない人もいる.
- 眠気を自覚しなくとも,集中力,判断力,作業能力が低下するインペアード・パフォーマンスがみられる.
- 翌日の持ち越し効果があり,連用によりすぐに耐性が形成される.
- 副作用も強く,安全域も狭いため,睡眠薬として用いることはない.

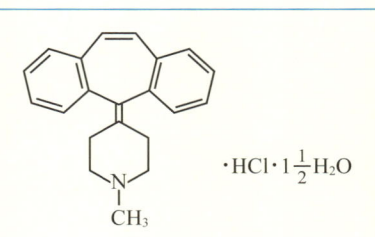

・HCl・1$\frac{1}{2}$H$_2$O

| 作用機序 | |
|---|---|
| | ・第一世代の抗ヒスタミン薬<br>・脂溶性で脳内移行率が高い<br>・抗ヒスタミン作用と抗セロトニン作用を併せもつ |
| 薬剤 | |
| | ・薬効分類：抗アレルギー剤<br>・商品名：ペリアクチン®(日医工)…p.148 参照,後発医薬品あり<br>・剤型：散 1%,錠 4 mg,シロップ 0.04%<br>・規制区分：一部劇薬指定(散)<br>・処方せん医薬品以外の医薬品 |
| 効能・効果・<br>用法・用量 | ・皮膚疾患に伴う瘙痒(湿疹・皮膚炎,皮膚瘙痒症,薬疹),蕁麻疹,血管運動性浮腫,枯草熱,アレルギー性鼻炎,血管運動性鼻炎,感冒等上気道炎に伴うくしゃみ・鼻汁・咳嗽<br>＊成人 1 回 4 mg を 1 日 1～3 回経口投与<br>＊小児はシロップを 1 日 1～3 回：2～3 歳(3 mL),4～6 歳(4 mL),7～9 歳(5 mL),10～12 歳(6.5 mL) |
| 薬物動態 | ・最高血中濃度到達時間(Tmax)：約 9 時間<br>・血中消失半減期(T$_{1/2}$)：約 16 時間<br>・肝代謝 |
| 使用上の注意 | |
| 警告 | なし |
| 禁忌 | **緑内障,狭窄性胃潰瘍,幽門十二指腸閉塞,前立腺肥大,気管支喘息の急性発作時**,新生児・低出生体重児,老齢衰弱,本剤過敏症 |
| 慎重投与 | 気管支喘息,眼内圧亢進,甲状腺機能亢進症,心血管障害,高血圧症,乳幼児 |
| 併用注意 | アルコール,中枢神経抑制薬(睡眠薬,鎮静薬,トランキライザー,抗不安薬等),MAO 阻害薬,抗コリン作動薬,選択的セロトニン再取り込み阻害薬(SSRI)等 |
| 重大な副作用 | 錯乱,幻覚,けいれん,無顆粒球症 |
| 副作用 | 眠気,倦怠感,口渇,頻尿,発疹,イライラ,食欲亢進 |

C　不眠症への適応はないが睡眠改善薬として用いられる薬剤

中間時間型　その他

## 07-5　抗ヒスタミン薬　ヒドロキシジン

- ピペラジン系の第一世代抗ヒスタミン薬.
- 抗アレルギー作用, 中枢抑制作用, 緩和精神安定作用がある.
- 副作用の眠気は個人差が大きく, まったく眠気を感じない人もいる.
- 眠気を自覚しなくとも, 集中力, 判断力, 作業能力が低下するインペアード・パフォーマンスがみられる.
- 翌日の持ち越し効果があり, 連用によりすぐに耐性が形成される.
- 副作用も強く, 安全域も狭いため, 睡眠薬として用いることはない.
- ヒドロキシジン塩酸塩の注射薬(アタラックス®注射液)については, 注射部位の壊死・皮膚潰瘍が起こりうるので, 筋注後は強くもまず軽く押さえる.

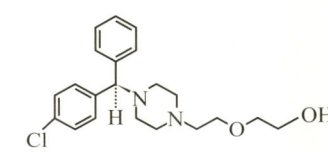

・2HCl 及び鏡像異性体

| 作用機序 | |
|---|---|
| ・第一世代の抗ヒスタミン薬　・抗アレルギー作用と中枢抑制作用をもつ ・脂溶性で脳内移行率が高い | |
| **薬剤** | |
| 薬効分類：抗アレルギー性緩和精神安定剤 | 規制区分：なし |
| 商品名：アタラックス®／アタラックス®-P（ファイザー）…p.148 参照 | 処方日数制限：なし |
| 剤型：錠 10 mg, 25 mg, 注射液 25 mg/mL/1 mL, 50 mg/mL/1 mL, 散 10%, カプセル 25 mg, 50 mg, シロップ 0.5%, ドライシロップ 2.5%（25 mg 錠のみ後発品あり） | |
| 効能・効果・用法・用量 | ・蕁麻疹, 皮膚疾患に伴う瘙痒（アタラックス®：**成人 1 日 30〜60 mg**, アタラックス®-P：**成人 1 日 50〜75 mg** を 2〜3 回に分割経口投与） ・神経症における不安・緊張・抑うつ（**成人 1 日 75〜150 mg** を 3〜4 回に分割経口投与） ＊注射は術前・術後の悪心, 嘔吐防止, 麻酔前投薬, 神経症における不安・緊張, 抑うつ |
| 薬物動態 | ・最高血中濃度到達時間(Tmax)：**約 2 時間**　・肝代謝(CYP3A4, 3A5, アルコール脱水素酵素) ・血中消失半減期($T_{1/2}$)：**7〜20 時間** |
| **使用上の注意** | |
| 警告 | なし |
| 禁忌 | 本剤・セチリジン・ピペラジン誘導体・アミノフィリン, エチレンジアミンに対し過敏症, ポルフィリン症, **妊婦または妊娠している可能性のある婦人** |
| 慎重投与 | てんかん, 高齢者, 肝機能障害, 腎障害, 緑内障, 前立腺肥大, 重症筋無力症, 認知症, 狭窄性消化性潰瘍, 幽門十二指腸閉塞, 不整脈 |
| 併用注意 | ・中枢神経抑制薬(バルビツール酸誘導体, 麻酔薬等), アルコール, MAO 阻害薬, ベタヒスチン, 抗コリンエステラーゼ薬(ネオスチグミン臭化物等), シメチジン(本剤の代謝, 排泄を遅延させる) ・不整脈を引き起こすおそれのある薬剤(シベンゾリンコハク酸塩等) |
| 重大な副作用 | ショック, アナフィラキシー様症状, 肝機能障害, 黄疸 |
| 副作用 | 眠気, 倦怠感, 口渇 |

C 不眠症への適応はないが睡眠改善薬として用いられる薬剤

## 08 漢方薬

### 不眠に対するこだわりの強い人に医療用漢方製剤（エキス製剤）を用いることがある

不眠症に対して即効性のある催眠作用をもつ漢方薬はないが，不眠に対するこだわりの強い神経質な人に医療用漢方製剤として保険適応のあるエキス製剤を処方することがある．通常は1日2〜3回に分けて服用するが，効果発現には2〜3週を要する．不眠が改善してきたら就寝前に1包のみを処方してもよい．

### 「虚証・実証」による使い分け（表1）

漢方医学では，虚弱でやせ型の人を「虚証」，体力があり体格のいい人を「実証」と称する．高齢者のほとんどが虚証であり，妊婦も虚証である．虚証か実証かによって，使用する漢方薬が異なる．

虚証の人の不眠には，抑肝散（よくかんさん）を用い，イライラ，こだわり，衝動性を鎮め，小児の癇癪や夜泣きにもよいとされる．認知症に伴う行動・心理症状（BPSD），とくにLewy小体型認知症によく用いられる．甘草を含有し，低カリウム血症に注意が必要で，肝機能障害も生じる．

加味帰脾湯（かみきひとう）は，全身倦怠感，意欲低下，悲哀感とともに，不眠を訴える人によいとされる．酸棗仁湯（さんそうにんとう）は中枢抑制作用が強いので，就寝前1回投与でもよい．甘麦大棗湯（かんばくたいそうとう）は乳児の夜泣きにもよいとされ，八味地黄丸（はちみじおうがん）は高齢者の早朝覚醒によい．

半夏厚朴湯（はんげこうぼくとう）は，抑うつ気分，不安焦燥感を伴う不眠に用いられ，とく

**表1 睡眠改善薬として使用されることのある医療用漢方製剤（エキス製剤）**

| | | |
|---|---|---|
| 虚証 | 抑肝散（よくかんさん） | やせ型で，不安・緊張の強い人 |
| | 加味帰脾湯（かみきひとう） | 抑うつ的な人 |
| | 酸棗仁湯（さんそうにんとう） | 就寝前1回投与も可 |
| | 甘麦大棗湯（かんばくたいそうとう） | 乳児の夜泣きにもよい |
| | 八味地黄丸（はちみじおうがん） | 高齢者の早朝覚醒によい |
| | 半夏厚朴湯（はんげこうぼくとう） | 喉のつかえ，胃部不快感のある人 |
| | 柴胡桂枝乾姜湯（さいこけいしかんきょうとう） | 動悸，息切れ，寝汗のある人 |
| 実証 | 黄連解毒湯（おうれんげどくとう） | のぼせ気味で，イライラする人 |
| | 柴胡加竜骨牡蛎湯（さいこかりゅうこつぼれいとう） | 神経質で不眠へのこだわりが強い人 |
| | 大柴胡湯（だいさいことう） | 〃 |

表2 麻黄を含有し不眠を生じることのある医療用漢方製剤（エキス製剤）

| 不眠を生じることがある | 葛根湯（かっこんとう） |
|---|---|
| | 麻黄湯（まおうとう） |
| | 小青竜湯（しょうせいりゅうとう） |

に喉のつかえ感や胃部不快感を訴える人に適している．柴胡桂枝乾姜湯（さいこけいしかんきょうとう）は，神経過敏，不安焦燥感，動悸，息切れ，寝汗などの自律神経症状を伴う不眠症状に用いられる．

### 体格のよい「実証」の人の不眠に用いる漢方製剤

黄連解毒湯（おうれんげどくとう）はのぼせ気味でイライラする傾向のある人や，睡眠薬を漢方薬に切り替えたいと希望する人などに用いる．

柴胡加竜骨牡蛎湯（さいこかりゅうこつぼれいとう）や大柴胡湯（だいさいことう）など，実証の人に用いる柴胡剤は，神経質で不眠へのこだわりが強く，睡眠薬を服用しても眠れないと訴える人に追加処方することがある．

### 麻黄を含有する漢方薬は不眠を生じる（表2）

漢方の副作用が少ないのは薬効成分が少ないためであり，多量に服用すれば副作用が生じる．麻黄（まおう）にはエフェドリンが含まれ，麻黄を比較的多く含有する葛根湯（かっこんとう），麻黄湯（まおうとう），小青竜湯（しょうせいりゅうとう）などの漢方薬が，不眠の原因となることがある．アドレナリン様作用も生じるため，高血圧，虚血性心疾患，頻脈性不整脈，排尿障害の患者には投与を控える．

### 甘草を含有する漢方薬は低カリウム血症に注意

甘草（かんぞう）は医療用漢方製剤の70％に含まれる．甘麦大棗湯（かんばくたいそうとう）などは浮腫，高血圧，不整脈など低カリウム血症に注意が必要で，多量に摂取すると腎機能障害を生じることがある．投与開始後半年間は，毎月血中カリウム値を確認する．また，高齢者では通常の2/3量を用い，腎障害例やループ利尿薬使用例には使用を控える．

# 第Ⅲ章
# 睡眠薬使用上の Q&A

## Q1 睡眠薬を使わないでも眠れる方法を知りたいです．

**A** 認知行動療法が不眠症に有効で，副作用もなく睡眠薬よりも効果が持続するといわれます．

▶認知行動療法とは，不眠は自分の行動に問題があると"認知"し，コントロールできる問題であるとして"行動"を変える方法です．その簡便法は，「眠くなってからベッドに入る」「途中で目が覚めて寝つけなかったらベッドから離れる」「朝起きる時間は一定にする」ことです．フランスの文豪アレクサンドル・デュマはひどい不眠症に悩まされていましたが，ある医師の助言どおりにやってみると悩みは解消したといいます．その助言とは，「眠くなるまでベッドに入ってはいけない」というものだったそうです．睡眠時間は個人差が大きいことを認識し，無理に眠ろうとする態度を改め，自分に合った睡眠を見つけることが大切です．標準的な認知行動療法を施行できる施設は少なく，不眠症では保険が適用されないので自費になります．

## Q2 睡眠薬を飲んでも眠れません．どうしたらいいでしょうか．

**A** 必要な睡眠は足りているか，あるいは特殊な不眠症かもしれません．

▶睡眠薬を飲んでも何の変化もない，あるいは倦怠感やふらつきのみが出現し，眠気は生じないという人は睡眠が足りていると考えられます．必要な睡眠が確保されていれば睡眠薬の効果は自覚されません．あるいは「逆説性不眠症」もしくは「睡眠状態誤認」とよばれる特殊な不眠症かもしれません．客観的には寝ているのに，自覚的にはまったく眠れていないと感じ，日中の疲労感，作業能率低下，うつ状態などがみられます．睡眠日誌をつけ，腕時計型の活動量計であるアクチグラフなどを用いて客観的な活動量を調べると，両者が解離していることで診断できます．時間認知に障害があると考えられ，睡眠障害専門医（日本睡眠学会ホームページ http://www.jssr.jp/data/nintei_ishi.pdf）を受診するのがよいと思います．

## Q3 睡眠薬を飲みつづけても大丈夫ですか．

**A** 処方された適正な用量と，指示された服用法を守っていれば，長期にわたって使用しても問題はありません．

▶睡眠薬には効果が減弱しやすいものと減弱しにくいものとがありますが，効果が薄れてきたと感じたら主治医に相談してください．自己判断で増量すると，日中の眠気，だるさ，ふらつき，めまいなどの副作用が出現しやすくなります．長期間にわたって安定した睡眠が得られていても，自己判断で減量したり中止したりすると，強い不眠が出現することがあり，反跳性不眠とよばれます．睡眠薬の減量・中止を希望するときも主治医に相談してください．

## Q4 睡眠導入剤と睡眠薬は違いますか.

**A** 睡眠薬のなかで作用時間が短いものを睡眠導入剤とよぶことがありますが, 睡眠薬一般と大きな違いはありません.

▶睡眠薬は様々な名称でよばれています. 薬剤の添付文書をみますと, 睡眠導入剤と書いてあるものはトリアゾラム(ハルシオン®), ブロチゾラム(レンドルミン®), ロルメタゼパム(エバミール®, ロラメット®), ハロキサゾラム(ソメリン®), フルニトラゼパム(サイレース®/ロヒプノール®)です. 入眠剤と書いてあるものはゾルピデム(マイスリー®), 睡眠誘導剤と書いてあるものはリルマザホン(リスミー®)とニトラゼパム(ベンザリン®), 睡眠剤はエスタゾラム(ユーロジン®), 睡眠障害改善薬はゾピクロン(アモバン®)とクアゼパム(ドラール®), 不眠症治療薬はエスゾピクロン(ルネスタ®), ニメタゼパム(エリミン®), フルラゼパム(ダルメート®)です. いろいろな名称でよばれますが, 大きな違いはありません. その他にスボレキサント(ベルソムラ®)はオレキシン受容体拮抗薬—不眠症治療薬—, ラメルテオン(ロゼレム®)はメラトニン受容体アゴニストと書いてあります.

## Q5 睡眠薬よりも安定剤のほうが安全ですか.

**A** 睡眠薬にも安定剤にもいろいろな種類があるため, どちらが安全と一概にはいえません.

▶睡眠薬には大きく分けて4種類あります. 神経伝達物質GABAの作用を増強させて脳機能を抑制する鎮静系睡眠薬には, ベンゾジアゼピン系睡眠薬と非ベンゾジアゼピン系睡眠薬があります. 一方, GABAに作用しない非鎮静系睡眠薬には, メラトニン類似作用をもつ睡眠薬とオレキシン阻害作用をもつ睡眠薬とがあります. また, 安定剤にもいろいろあります. かつては神経症の治療に用いる薬物を緩和安定剤(マイナートランキライザー)とよび, 統合失調症の治療に用いる薬剤を強力安定剤(メジャートランキライザー)とよびました. 現在はそれぞれ抗不安薬, 抗精神病薬とよびます. 昔の名称の名残で, 抗不安薬や抗精神病薬も安定剤とよぶことがあります. 同じベンゾジアゼピン系薬物でも, 催眠作用の強いものを睡眠薬とよび, 抗不安作用が強いものを安定剤とよんでいるので安全性に違いはありません.

## Q6 睡眠薬を飲むと記憶が飛びますか.

**A** 睡眠薬を服用してから寝つくまでの間や, 夜中に目が覚めたときの行動を覚えていないことがあります.

▶超短時間型の睡眠薬や高力価・高用量の睡眠薬を服用してから寝つくまでの間, あるいは夜中に目が覚めたときに電話, メール, 歩行, 食事などをして, 翌朝にそれを覚えていないことがあります. 専門用語では前向性健忘といいます. とくにアルコールと睡眠薬を併用すると起こりやすくなります. このような症状が一度でも出現した人は, 別の睡眠薬でも再出現する可能性が高いと考えられます. 睡眠薬は就寝直前に服用するのが原則で, 睡眠薬服用後にベッドに入らずに起きたままでいることは避けなければなりません. 睡眠中に起こされる可能性のあるときや, 薬効が消失する前に活動を開始する必要のあるときは睡眠薬を服用しないことが原則となります.

## Q7 睡眠薬を飲みつづけると認知症になりますか．

**A** 睡眠薬を長期間服用すると認知症になるというエビデンスはありません．

▶かつて用いられていたバルビツール酸系睡眠薬やブロム剤系睡眠薬は，高用量を連用すると精神運動機能が遅鈍化し，認知症に似た状態になることがありました．それでも薬物を減量したり，中止すれば通常の状態に回復するので，仮性認知症とよばれます．最近のベンゾジアゼピン系睡眠薬あるいは非ベンゾジアゼピン系睡眠薬では，このような仮性認知症が生じることはまれです．最近のトピックスは，ベンゾジアゼピン系睡眠薬の長期投与がAlzheimer型認知症の発症に関与するという論文が発表されたことですが，逆に睡眠薬を使用して不眠症が改善すると認知症リスクが減るという論文もあり，いまだ結論には至っていません．

## Q8 睡眠薬を飲みつづけると依存症になりますか．

**A** 高用量の睡眠薬を6か月以上連用すると依存症になることがあります．

▶最高血中濃度到達時間が短く，短時間作用型で，高力価の睡眠薬は，服用後に薬効を自覚でき，依存形成のリスクが高いといわれます．睡眠薬を連用する必要があるときは，依存形成傾向が少ない非ベンゾジアゼピン系睡眠薬や非鎮静系睡眠薬を優先すべきです．依存症には身体依存と精神依存があり，身体依存には服用量を増やさないと効果が出なくなる耐性形成と，睡眠薬の減量・中止に伴う離脱症状とがあります．離脱症状には，強い不眠が出現する反跳性不眠，および不安・動悸・振戦・嘔気などの自律神経症状が出現する退薬症候があります．精神依存とは睡眠薬を渇望する心理的状態で，元来，不安の強い人などにみられます．睡眠薬を自己判断で増量したり，突然中止したりすると依存症が起こりやすくなるので，薬物の増量や減量を希望するときは必ず主治医に相談する必要があります．

## Q9 妊娠中に睡眠薬を飲んでも大丈夫ですか．

**A** 睡眠薬によるリスクは個人によって異なるため，十分な情報の提供を受けて個別に判断します．

▶睡眠薬の胎児へ与える影響についてのエビデンスは不足しています．妊娠中に睡眠薬を服用することの安全性についての臨床試験を行うことは倫理的に困難だからです．米国食品医薬品局（FDA）は薬物の胎児に与える危険度をA，B，C，D，Xに分け，多くの睡眠薬はDまたはXに分類されていました（付録「4 各種睡眠薬・睡眠改善薬の胎児危険度と授乳の可否」p.138参照）．しかし，妊娠中の睡眠薬使用のリスクとベネフィットは個人ごとに異なります．FDAは薬物の影響を過度に単純化することの弊害が大きいという観点から，2014年にこのような危険度分類を廃止しました．今後は妊娠中あるいは授乳中の薬物のリスクを記述的に公開し，最新の情報を更新するシステムを強化して，医療者と当事者が判断するのに最良の情報を提供するという立場です．わが国では国立成育医療研究センターの「妊娠と薬情報センター（http://www.ncchd.go.jp/kusuri/index.html）」が最新情報を提供しています．不眠の重症度や不眠の原因となっている疾患などを総合的に判断して，医師と患者で相談して睡眠薬の必要性を決定します．

## Q10 授乳中に睡眠薬を飲んでも大丈夫ですか．

**A** 睡眠薬の添付文書には授乳を避けることと書かれていますが，個別に判断します．

▶添付文書をみるとほとんどの睡眠薬で授乳させないことと記載されています．わが国の添付文書は乳汁中に少しでも分泌される場合は中止することが望ましいという立場です(付録「4　各種睡眠薬・睡眠改善薬の胎児危険度と授乳の可否」p.138 参照)．しかし，睡眠薬を服用している母親からの授乳で新生児・乳児に合併症が生じたというエビデンスはありません．一方，母乳育児の大切さは科学的に実証されてきていて，安易に母乳を中止することは問題です．国連児童基金／世界保健機構（UNICEF/WHO）は，抗腫瘍薬と放射性物質以外の薬剤は副作用の可能性に考慮しつつ母乳を続けるべきとしています．個々の薬物のリスクとベネフィットの情報を十分に提供して，個別に判断することになります．

## Q11 睡眠薬とアルコールをいっしょに飲んではいけませんか．

**A** アルコールと睡眠薬の併用は禁忌です．

▶アルコールと睡眠薬は相互に作用を増強させ，翌日の眠気，ふらつき，脱力などが強く出現します．基礎疾患をもつ人では中枢抑制や呼吸抑制をきたし，重大な結果を招く危険もあります．作用時間が短く，高力価の睡眠薬は，夜中に何らかの行動をして，朝起きたときにその内容をまったく覚えていないという前向性健忘も生じます．奇異反応とよばれる錯乱状態が生じ，興奮状態で自身やベッドパートナーを傷つける事故や事件につながることがあります．

## Q12 夜勤明けに睡眠薬を飲んでもいいですか．

**A** 睡眠薬の通常量を服用して効果のある人は，夜勤明けに頓用として用いるメリットがあります．

▶常用量で効果が乏しい人には，睡眠薬を増量することは勧められません．高用量を使用すると耐性ができやすく，結果的に依存症を惹起しかねません．一般に，夜勤明けの帰宅時に太陽の光を浴びると体が活動モードにリセットされ，帰宅後に寝ようとしても寝つきが悪くなります．また体温が高いため，寝ついてもすぐに目が覚め，熟睡することが困難となります．とくに概日リズム（サーカディアンリズム）の強固な人は夜間の時間帯にならないと眠りにくく，睡眠薬の効果も出にくいと考えられます．夜勤明けの不眠が続く場合は，連続夜勤は2～3日にとどめる，週末に2日連続の休日をとる等の勤務スケジュールの調整と，静かで暗い就寝環境を確保する等の家庭環境の調整が大切になります．

## Q13 食後に睡眠薬を飲むと効きが悪くなりますか．

**A** 睡眠薬の効果発現が遅れる睡眠薬や，食直後の服用が禁忌になっている睡眠薬もあります．

▶食事をとると胃が充満し，胃内 pH が上がり，内容物の排出速度が遅くなります．睡眠薬は胃酸で分解されやすいものが多く，食後に服用すると血中濃度が上昇しにくく最高血中濃度も下がります．とくにスボレキサント（ベルソムラ®），ラメルテオン（ロゼレム®），エスゾピクロン（ルネスタ®）などは食事中や食事直後に服用すると効果が出にくくなります．逆に，クアゼパム（ドラール®）を食後に服用すると血中濃度が空腹時の 2 ～ 3 倍に上昇することがあり，効果が強く出すぎることがあるので，食直後の服用は禁忌です．睡眠薬はベッドに入る直前に飲むのが原則です．

## Q14 昼寝をすると睡眠薬の効きが悪くなりますか．

**A** 30 分以上の昼寝や午後 3 時以降の昼寝は，睡眠薬の効果を出しにくくさせます．

▶厚生労働省の「健康づくりのための睡眠指針 2014」は，夜寝つきが悪くなるので 30 分以上の昼寝や午後 3 時以降の昼寝を避けるよう指導しています．睡眠薬の効果も出にくくなります．終夜睡眠ポリグラフ検査を行うと，20 分の昼寝では徐波睡眠が 8％ 出現するのに対し，30 分の昼寝では 50％ 出現するといわれます．昼寝が長くなると深い睡眠である徐波睡眠が現われ，一度徐波睡眠が出現すると 30 ～ 50 分持続するため，起床後に睡眠慣性（sleep inertia）が生じ，かえって眠気や疲労感を感じます．1998 年にコーネル大学の J.B. マースは 15 ～ 30 分間の仮眠をパワーナップと名づけ，作業能率向上に結びつくことから採用する学校や企業が増えました．午後 3 時以前で 30 分以内の昼寝はすっきりと目覚めて，リフレッシュ感を感じるのでお勧めです．

## Q15 時差ボケ（ジェットラグ症候群）に睡眠薬は効きますか．

**A** 到着地の時刻の夜に，短時間作用型の睡眠薬やメラトニン受容体作動薬を用いることがあります

▶旅行先の時刻と体内時計とがずれると作業効率が低下し，不眠，眠気，頭痛，疲労感，抑うつ・イライラ，食欲低下，下痢・便秘などが生じます．出発前からなるべく到着地の時間に合わせた生活を送ることが必要で，現地ではその地の時刻に合わせて生活することが原則です．出発地の空港に着いたら腕時計を到着地の時刻に合わせ，到着地では現地時刻に合わせて食事をとり，現地時刻の朝には日光の下で散歩し，日中には人と交流するよう努めます．到着地の時刻の夜に短時間作用型の睡眠薬やメラトニン受容体作動薬の常用量を使用することがあります．しかし，体内時計が日中の時刻で体温が高い時期には，睡眠薬の効果がないこともありますが，その際には増量しないようにしてください．

**Q16** 脚がむずむずして寝つけません．睡眠薬は効きますか．

**A** 通常の睡眠薬は効果がありません．

▶下肢に何ともいえない不快感が生じ，じっとしていられず，脚を動かさずにはいられなくなる症状は，レストレスレッグス症候群と考えられます．安静時や夕方・夜間に悪化するので，寝つきが悪くなります．鉄欠乏性貧血がある場合には鉄剤を投与します．重症例ではパーキンソン病治療薬のドパミン作動薬を少量使用します．不快感は，気持ち悪い，重だるい，しびれる，熱い，ほてる，痛い，電気を当てられたような感じ，虫が這うような感じなどと多彩な表現で訴えられます．英語の restless legs syndrome はむずむず脚症候群と訳されますが，むずむず感のない例も少なくないためレストレスレッグス症候群とカタカナで記載されることが増えました．米国では発見者の名前にちなんで Ekbom 症候群とよぼうと提案されています．

**Q17** 足がピクついて目が覚めます．睡眠薬は効きますか．

**A** 通常の睡眠薬は効果がありません．

▶おもに入眠期に拇趾や足関節が一定時間間隔で背屈することがあり，周期性四肢運動とよばれます．通常はレストレスレッグス症候群に合併してみられますが，周期性四肢運動が単独でみられることもあります．この背屈運動は自覚されないことが多いのですが，ときにリラックスしているときに出現し，本人や周囲の人に気づかれることがあります．無症状であれば治療する必要はありません．しかし，なかなか寝つかなかったり，うとうとしてもすぐに目が覚めたり，日中眠いなどの症状があるときは，周期性四肢運動障害とよばれます．終夜睡眠ポリグラフ検査を行うと，下肢に 0.5～10 秒の不随意運動が 20～40 秒間隔で生じているので診断できます．通常の睡眠薬は効果がなく，レストレスレッグス症候群と同様にパーキンソン病治療薬のドパミン作動薬を少量使用します．

**Q18** 睡眠薬代わりになるサプリメントはありますか．

**A** 催眠作用をもつサプリメントはありません．

▶サプリメントとは，ビタミン，ミネラル，アミノ酸，ハーブ等の成分を含み，錠剤やカプセル等の形状で提供される製品です．ビタミン $B_{12}$ が光に対する感受性を高めて睡眠覚醒リズムを 24 時間に整える作用があることから，睡眠覚醒リズム障害の治療に用いられることがあります．しかし，ビタミン $B_{12}$ を含むサプリメントが不眠症によいというエビデンスはありません．不眠症にハーブティーが勧められることがありますが，リラックス気分は得られるかもしれないものの，ハーブティーに催眠作用はありません．夜に緑茶や紅茶を飲むとカフェインが数時間は体にとどまるので，代わりにカフェインを含まないハーブティーを飲むことはよいかもしれません．むしろ，以下のようなサプリメントは不眠をきたすことがあるので注意が必要です．

**表** 不眠をきたすことのあるサプリメント

| サプリメント | 効能 |
| --- | --- |
| 西洋カノコソウ(バレリアン) | ストレス緩和によいとされる |
| 西洋オトギリソウ(セントジョーンズワート) | うつ状態の改善によいとされる |
| 朝鮮人参(高麗人参) | 疲労回復・強心作用があるとされる |
| サンシチニンジン(三七人参) | 心臓病によいとされる |

## Q19 睡眠によい食品はありますか.

**A 催眠作用をもつ食品はありません.**

▶必須アミノ酸のトリプトファンとビタミン $B_6$ を多く含むバナナ,プロセスチーズ,豆乳などが不眠によいといわれますが科学的エビデンスはありません.また,トリプトファンはインスリンが存在することで脳に移行するとされ,寝る前に炭水化物を少量摂取すると寝つきがよくなるともいわれますが,これも科学的エビデンスはありません.空腹は寝つきを妨げることがあるので,規則正しい食生活が快適な睡眠の基本になります.朝食までの時間間隔が長いほど朝食が体内時計をリセットする効果が大きくなるので,時間栄養学の観点からは夕食をなるべく早い時間帯にとるほうが睡眠覚醒リズムを保つのによいと考えられます.

## Q20 睡眠薬の処方日数は制限されているのですか.

**A 睡眠薬に応じて 14 日分,30 日分,または 90 日分を上限とする薬剤と,制限なしの薬剤があります.**

▶保険診療で睡眠薬を処方できる日数については,「保健医療機関及び保険医療養担当規則」により 14 日分,30 日分,または 90 日分を限度とする投薬期間の上限が設けられているものがあります(付録「3 各種睡眠薬・睡眠改善薬の規制区分,処方日数制限」p.136 参照).その背景には,「麻薬及び向精神薬取締法」という法律があり,向精神薬はその乱用の危険性と治療上の有用性により,第 1 種,第 2 種,第 3 種に分類され,睡眠薬は第 3 種(一部は第 2 種)向精神薬に指定されているものがあります.また,「医薬品,医療機器等の品質,有効性及び安全性の確保等に関する法律」で,睡眠薬は厚生労働大臣により習慣性のある医薬品に指定されています.

## Q21 睡眠薬で副作用が出たときに救済されますか.

**A 適切に使用して重篤な副作用が出現した場合には,副作用被害救済制度が適用されます.**

▶薬物を適正に使用したにもかかわらず発生した副作用によって,入院が必要な程度の疾病や,日常生活が著しく制限される程度の障害を生じた場合に,副作用被害救済制度が適用されます.一般医薬品では購入した店舗の販売証明書を,処方薬では医師の投薬証明書を医薬品医療機器総合機構(PMDA)に提出します.発現した副作用の症状と経過,その原因とみられる医薬品との因果関係の証明が求められるので,副作用を治療した医師の診断書,および治療に要した費用の証明書も必要です.不支給

決定の理由は，医薬品により発現したと認められない，使用目的または使用方法が適正と認められない，入院を要する程度または障害の等級に該当しない，などです．適正でない使用とは，添付文書の使用上の注意に従わなかった，禁忌とされている患者に投与した，必要とされている検査が適切に実施されなかった，処方された本人以外が服用した場合などが含まれます．

## Q22 睡眠薬を半分にカットしたり，つぶして飲んでも大丈夫ですか．

### A 苦味を感じたり，効果が弱くなることがあります．

▶非ベンゾジアゼピン系睡眠薬のゾピクロン（アモバン®）はカットしたり，つぶしたりすると薬の成分である苦味を強く感じたり，光により着色し，含量が低下する場合があります．ベンゾジアゼピン系睡眠薬のロルメタゼパム（エバミール®，ロラメット®）や，オレキシン受容体拮抗性睡眠薬のスボレキサント（ベルソムラ®）は吸湿しやすいため，つぶした後は速やかに服用しましょう．非ベンゾジアゼピン系睡眠薬のゾルピデム（マイスリー®），ベンゾジアゼピン系睡眠薬のリルマザホン（リスミー®）とエスタゾラム（ユーロジン®）はつぶすとわずかに苦味がありますが，含量に変化はありません．

## Q23 睡眠薬を飲みやすくする工夫はありますか．

### A 口腔内崩壊錠など水なしでも服用できる剤型の睡眠薬があります．

▶ベンゾジアゼピン系睡眠薬のブロチゾラム（レンドルミン®）は水なしでも服用できる口腔内崩壊錠があります．また，非ベンゾジアゼピン系睡眠薬のゾルピデムは，水なしで服用できる口腔内崩壊フィルムや液剤があります．口腔内崩壊フィルムは製剤の表面を大きく，薄くすることで迅速に内部まで浸潤するため，包装から薬を取り出して舌の上にのせ唾液浸潤で崩壊させて服用します．水分制限が必要な患者，経管投与の患者，認知症などのため薬を吐き出す患者に有用です．いくつか剤型がある睡眠薬を処方する際には，服用しやすい剤型を患者さんに選んでもらうのもよいでしょう．

## Q24 錠剤やカプセルが飲めない患者に睡眠薬を飲んでもらう方法はありますか．

### A 簡易懸濁法という方法があります．

▶簡易懸濁法とは，もともとは経管投与のために考案された手法ですが，現在は嚥下障害などで錠剤やカプセル剤などをそのまま服用できない患者にも使用されています．錠剤やカプセル剤の1回分服用量をカップに入れ，およそ55℃の温湯20 mLに入れてかき混ぜ，10分間自然放置して崩壊させます．通常は懸濁液をそのまま服用しますが，嚥下障害の強い患者には懸濁液にとろみをつけて服用させることもあります．薬剤のロスや配合変化がなく，経管栄養チューブの閉塞が回避できる利点があります．沸騰したお湯と常温の水を2対1で混ぜるとおよそ55℃の温湯ができます．高温で変化する成分もあるため，高温のときに薬剤を入れない，完全に崩壊させる，懸濁液の状態で長く放置しないなどの注意点があります．腸溶性製剤や徐放性製剤などは簡易懸濁法に適しません．

**Q25** 睡眠薬をジュースで飲んでも大丈夫ですか．

**A** グレープフルーツジュースと一緒に服用すると作用が強く出ることがあります．

▶グレープフルーツジュースに含まれるフラノクマリンが薬物代謝酵素CYP3A4を阻害するため，CYP3A4で代謝される薬剤の血中濃度が上昇することがあります．ベンゾジアゼピン系睡眠薬のトリアゾラムはCYP3A4で代謝されるため，グレープフルーツジュースコップ1杯（200 mL程度）で作用が強くなることがあります．グレープフルーツ以外にもスウィーティー，ハッサクや文旦にもフラノクマリン類が含まれており，睡眠薬との相互作用があり，避けたほうがよいでしょう．

**Q26** 睡眠薬をお茶，炭酸飲料，アルカリイオン水などで飲んでも大丈夫ですか．

**A** 十分なエビデンスがありませんので，薬は水または白湯で服用しましょう．

▶お茶，炭酸飲料，アルカリイオン水などで睡眠薬を飲んだときの影響は十分に検討されていません．麦茶を除くお茶類や炭酸飲料のコーラにはカフェインが含まれており，就寝前に飲むと寝つきが悪くなったり，夜中にトイレに行く回数が増えたりするので避けたほうがよいでしょう．アルカリイオン水については十分なエビデンスがありません．

# 付 録

**〈付録1〜5の凡例（睡眠薬の分類）〉**
A 不眠症臨床で用いられる薬剤
  1 オレキシン受容体拮抗性睡眠薬
  2 メラトニン受容体作動性睡眠薬
  3 非ベンゾジアゼピン系睡眠薬
  4-1 ベンゾジアゼピン系睡眠薬（超短時間作用型，6時間未満）
  4-2 同上（短時間作用型，6〜12時間）
  4-3 同上（中間時間作用型，12〜24時間）
  4-4 同上（長時間作用型，24時間以上）

B 不眠症への適応があるが不眠症臨床で用いられない薬剤
  5 バルビツール酸系睡眠薬
  6-1 非バルビツール酸系睡眠薬（臭化薬）
  6-2 非バルビツール酸系睡眠薬（尿素薬）

C 不眠症への適応はないが睡眠改善薬として用いられる薬剤
  7 鎮静系抗精神病薬
  8 鎮静系抗うつ薬
  9 生理検査で用いられる催眠薬
  10 抗ヒスタミン薬

# 1 各種睡眠薬・睡眠改善薬の発売年，商品名，剤型，薬価，後発医薬品の有無

| 分類<br>(p.131参照) | 一般名 | 発売年 | 商品名 | 錠 mg（薬価：円）<br>薬価は厚生労働省が2年に1回評価する．<br>（2015年4月現在） | 後発医薬品 |
|---|---|---|---|---|---|
| A 不眠症臨床で用いられる薬剤 ||||||
| 1 | スボレキサント | 2014 | ベルソムラ® | 錠15（89.10），20（107.90） | なし |
| 2 | ラメルテオン | 2010 | ロゼレム® | 錠8（84.90） | なし |
| 3 | ゾルピデム | 2000 | マイスリー® | 錠5（43.70），10（69.70） | 有 |
|  | ゾピクロン | 1989 | アモバン® | 錠7.5（23.10），10（27.90） | 有 |
|  | エスゾピクロン | 2012 | ルネスタ® | 錠1（51.00），2（80.90），3（102.70） | なし |
| 4-1 | トリアゾラム | 1983 | ハルシオン® | 錠0.125（10.20），0.25（14.70） | 有 |
| 4-2 | エチゾラム | 1984 | デパス® | 錠0.25（9.00），0.5（9.00），1（13.00），細粒1%（119.20/g） | 有 |
|  | ブロチゾラム | 1988 | レンドルミン® | 錠，D錠0.25（26.40）0.125（後発医薬品のみ5.60） | 有 |
|  | リルマザホン | 1989 | リスミー® | 錠1（18.90），2（29.70） | 有 |
|  | ロルメタゼパム | 1990 | エバミール®/ロラメット® | 錠1（20.80）／1（21.90） | なし |
| 4-3 | ニメタゼパム（2015年11月発売中止予定） | 1977 | エリミン® | 錠3（14.60），5（19.00） | なし |
|  | フルニトラゼパム | 1984 | サイレース®/ロヒプノール® | 錠1（15.10），2（21.50），注2（159）／1（14.20），2（20.90），注2（159） | 有 |
|  | エスタゾラム | 1975 | ユーロジン® | 錠1（9.90），2（15.60），散1%（59.30/g） | 有 |
|  | ニトラゼパム | 1967 | ネルボン®/ベンザリン® | 錠5（11.00），10（17.10），散1%（17.40/g）／錠2（5.80），5（11.00），10（17.10），細粒1%（18.10/g） | 有 |
| 4-4 | クアゼパム | 1999 | ドラール® | 錠15（98.50），20（116.60） | 有 |
|  | フルラゼパム | 1975 | ダルメート® | カプセル15（10.80） | なし |
|  | ハロキサゾラム | 1981 | ソメリン® | 錠5（18.60），10（27.80），細粒1%（28.20/g） | なし |
| B 不眠症への適応があるが不眠症臨床で用いられない薬剤 ||||||
| 5 | ペントバルビタール | 1952 | ラボナ® | 錠50（9.10） | なし |
|  | アモバルビタール | 1950 | イソミタール® | 原末（46.60/g） | なし |
|  | バルビタール | 1955 | バルビタール® | 末9.80/g | なし |
|  | フェノバルビタール | 1944 | フェノバール®（坐薬はワコビタール®，ルピアール®） | 錠30（7.10），原末（29.10/g），散10%（8.50/g），エリキシル0.4%（4.50/mL） | なし |
|  | フェノバルビタール/クロルプロマジン/プロメタジン | 1957 | ベゲタミン® A，B | 錠A（7.90），B（6.30） | なし |

| 分類 (p.131参照) | 一般名 | 発売年 | 商品名 | 錠 mg（薬価：円）薬価は厚生労働省が2年に1回評価する.（2015年4月現在） | 後発医薬品 |
|---|---|---|---|---|---|
| 6-1 | 臭化カリウム | 1951 | 臭化カリウム® | 末 | なし |
| 6-2 | ブロモバレリル尿素 | 1915 | ブロバリン® | 原末(9.40/g) | 有 |
| C　不眠症への適応はないが睡眠改善薬として用いられる薬剤 ||||||
| 7 | レボメプロマジン | 1959 | レボトミン® | 錠 5（5.60）, 25（5.60）, 50（6.30）, 散 10%（12.10/g）, 注 25（56） | 有 |
| 7 | クエチアピン | 2001 | セロクエル® | 錠 12.5（後発品のみ 10.5）, 25（41.50）, 50（後発品のみ 36.40）, 100（143.80）, 200（268.70）, 細粒 50%（702.20/g）細粒 10%（後発品のみ 77.9） | 有 |
| 8 | トラゾドン | 1991 | レスリン® | 錠 25（18.10）, 50（31.70） | 有 |
| 8 | ミアンセリン | 1983 | テトラミド® | 錠 10（16.10）, 30（45.10） | なし |
| 8 | ミルタザピン | 2009 | リフレックス® | 錠 15（171.20） | なし |
| 9 | トリクロホスナトリウム | 1964 | トリクロリール® | シロップ 10%（11.50/mL） | なし |
| 9 | 抱水クロラール | 1980 | エスクレ® | 坐 250（38.60）, 500（49.50）, 注腸用 500（259.80） | なし |
| 10 | ジフェンヒドラミン | 不明 | レスタミンコーワ®/ベナ® | 錠 10（5.90） | なし |
| 10 | d-クロルフェニラミンマレイン酸塩 | 1959 | ポララミン® | 錠 2（5.60）, 散 1%（13.30/g）, シロップ 0.04%（19.20/10 mL）, ドライシロップ 0.2%（5.70/g）, 注 5（58） | 有 |
| 10 | プロメタジン | 1956 | ヒベルナ® | 錠 5（5.60）, 25（5.60）, 散 10%（6.20/g）, 注 25（61） | なし |
| 10 | シプロヘプタジン | 1961 | ペリアクチン® | 錠 4（5.70）, 散 1%（7.20/g）, シロップ 0.04%（17.80/10 mL） | 有 |
| 10 | ヒドロキシジン | 1958 | アタラックス®, アタラックス®-P | 錠 10（5.80）, 25（9.10）, カプセル 25（6.60）, カプセル 50（12.60）, 散 10%（27.30/g）, シロップ 0.5%（2.90/mL）, ドライシロップ 2.5%（12.70/g）, 注 25（56）, 注 50（62） | 有（25 mg錠のみ） |

※おもな薬剤のみ掲載．

## 2 各種睡眠薬・睡眠改善薬の用量，最高血中濃度到達時間(Tmax)，消失半減期($T_{1/2}$)

| 分類 (p.131参照) | 一般名 | 成人用量(mg) | 最高血中濃度到達時間 (Tmax) | 消失半減期 ($T_{1/2}$ 時間) |
|---|---|---|---|---|
| A 不眠症臨床で用いられる薬剤 ||||
| 1 | スボレキサント | 20（高齢者には15） | 約1.5 | 10 |
| 2 | ラメルテオン | 8 | 約0.8 | 1〜2 |
| 3 | ゾルピデム | 5〜10 | 約0.8 | 約2 |
|  | ゾピクロン | 7.5〜10 | 約1 | 約4 |
|  | エスゾピクロン | 1〜3（高齢者には1〜2） | 約1 | 約5 |
| 4-1 | トリアゾラム | 0.25〜0.5（高齢者には0.125〜0.25） | 約1.1 | 約3 |
| 4-2 | エチゾラム | 1〜3（高齢者には1.5まで） | 約3 | 約16 |
|  | ブロチゾラム | 0.25 | 約1〜1.5 | 約7 |
|  | リルマザホン | 1〜2 | 約3 | 約10 |
|  | ロルメタゼパム | 1〜2 | 1〜2 | 約10 |
| 4-3 | ニメタゼパム | 3〜5 | 2〜4 | 約21 |
|  | フルニトラゼパム | 0.5〜2（高齢者には1まで） | 約1 | 20〜30 |
|  | エスタゾラム | 1〜4 | 約5 | 約24 |
|  | ニトラゼパム | 5〜10 | 約2 | 約27 |
| 4-4 | クアゼパム | 20〜30 | 約3 | 35〜40 |
|  | フルラゼパム | 10〜30 | 約1 | 24以上 |
|  | ハロキサゾラム | 5〜10 | 4〜12 | 42〜123 |
| B 不眠症への適応があるが不眠症臨床で用いられない薬剤 ||||
| 5 | ペントバルビタール | 50〜100 | 約1 | 15〜48 |
|  | アモバルビタール | 0.1〜0.3 g | 0.5〜1 | 約24 |
|  | バルビタール | 0.3〜0.4 g | 0.5〜1 | 60〜80 |
|  | フェノバルビタール | 30〜200 | 1〜2.5 | 94〜130 |
|  | ベゲタミン®A，B（商品名） | 鎮静3〜4錠（催眠には1〜2錠） | データなし | 94〜130（フェノバルビタール） |
| 6-1 | 臭化カリウム | 0.5〜1 g | データなし | 約12日 |
| 6-2 | ブロモバレリル尿素 | 鎮静0.6〜1.0 g（不眠には0.5〜0.8 g） | 0.5 | 約12 |
| C 不眠症への適応はないが睡眠改善薬として用いられる薬剤 ||||
| 7 | レボメプロマジン | 25〜200（不眠には少量，たとえば5〜50） | 1〜4（ヒルナミン®） | 15〜30（ヒルナミン®） |
|  | クエチアピン | 25〜750（不眠には少量，たとえば25〜100） | 1〜2 | 2〜3 |

| 分類<br>(p.131参照) | 一般名 | 成人用量(mg) | 最高血中濃度到達時間<br>（Tmax） | 消失半減期<br>（$T_{1/2}$ 時間） |
|---|---|---|---|---|
| 8 | トラゾドン | 75〜200（不眠には少量，たとえば 25〜50） | 3〜4 | 6〜7 |
| | ミアンセリン | 30〜60（不眠には少量，たとえば 10〜30） | 約2 | 約18 |
| | ミルタザピン | 15〜45（不眠には少量，たとえば 15〜30） | 1.1〜1.4 | 約32 |
| 9 | トリクロホスナトリウム | 1〜2 g | 約1 | 約8 |
| | 抱水クロラール | 小児 30〜50 mg/kg | 約1 | 約11 |
| 10 | ジフェンヒドラミン | 30〜50 | 2〜4 | 5〜8 |
| | d-クロルフェニラミンマレイン酸塩 | 2〜8 | 2〜3 | 約8 |
| | プロメタジン | 25〜200 | 約3.4 | 約13 |
| | シプロヘプタジン | 4〜12 | 約9 | 約16 |
| | ヒドロキシジン | 神経症 75〜150 | 約2 | 7〜20 |

2　各種睡眠薬・睡眠改善薬の用量，最高血中濃度到達時間(Tmax)，消失半減期($T_{1/2}$)

# 3 各種睡眠薬・睡眠改善薬の規制区分，処方日数制限

| 分類<br>(p.131参照) | 一般名 | 劇薬 | 向精神薬指定 | 処方日数制限 | 習慣性医薬品 |
|---|---|---|---|---|---|
| A　不眠症臨床で用いられる薬剤 ||||||
| 1 | スボレキサント | − | − | 14 | ○ |
| 2 | ラメルテオン | − | − | − | − |
| 3 | ゾルピデム | − | 第3種 | 30 | ○ |
|  | ゾピクロン | − | − | − | ○ |
|  | エスゾピクロン | − | − | − | ○ |
| 4-1 | トリアゾラム | − | 第3種 | 30 | ○ |
| 4-2 | エチゾラム | − | − | − | − |
|  | ブロチゾラム | − | 第3種 | 30 | ○ |
|  | リルマザホン | − | − | − | ○ |
|  | ロルメタゼパム | − | 第3種 | 30 | ○ |
| 4-3 | ニメタゼパム | − | 第3種 | 30 | ○ |
|  | フルニトラゼパム | − | 第2種 | 30 | ○ |
|  | エスタゾラム | − | 第3種 | 30 | ○ |
|  | ニトラゼパム | − | 第3種 | 90 | ○ |
| 4-4 | クアゼパム | − | 第3種 | 30 | ○ |
|  | フルラゼパム | − | 第3種 | 30 | ○ |
|  | ハロキサゾラム | − | 第3種 | 30 | ○ |
| B　不眠症への適応があるが不眠症臨床で用いられない薬剤 ||||||
| 5 | ペントバルビタール | ○ | 第2種 | 14 | ○ |
|  | アモバルビタール | ○ | 第2種 | 14 | ○ |
|  | バルビタール | ○ | 第3種 | 14 | ○ |
|  | フェノバルビタール | ○ | 第3種 | 90 | ○ |
|  | ベゲタミン®A，B（商品名） | ○ | 第3種 | 30 | ○ |
| 6-1 | 臭化カリウム | − | − | − | − |
| 6-2 | ブロモバレリル尿素 | ○ | − | − | ○ |
| C　不眠症への適応はないが睡眠改善薬として用いられる薬剤 ||||||
| 7 | レボメプロマジン | ○（25 mg以下を除く） | − | − | − |
|  | クエチアピン | ○ | − | − | − |

| 分類<br>(p.131参照) | 一般名 | 劇薬 | 向精神薬指定 | 処方日数制限 | 習慣性医薬品 |
|---|---|---|---|---|---|
| 8 | トラゾドン | ○ | ー | ー | ー |
| | ミアンセリン | ー | ー | ー | ー |
| | ミルタザピン | ○ | ー | ー | ー |
| 9 | トリクロホスナトリウム | ○ | ー | ー | ○ |
| | 抱水クロラール | ー | ー | ー | ○ |
| 10 | ジフェンヒドラミン | ー | ー | ー | ー |
| | d-クロルフェニラミンマレイン酸塩 | ー | ー | ー | ー |
| | プロメタジン | ○(散, 細粒のみ) | ー | ー | ー |
| | シプロヘプタジン | ○(散のみ) | ー | ー | ー |
| | ヒドロキシジン | ー | ー | ー | ー |

# 4 各種睡眠薬・睡眠改善薬の胎児危険度と授乳の可否

| 分類<br>(p.131参照) | 一般名 | 米国FDA | 授乳<br>Milk2014 | 豪州TGA | 日本（虎の門病院*）危険度 | 日本（虎の門病院*）情報評価 | 日本（添付文書）妊婦に有益性投与 | 日本（添付文書）授乳 |
|---|---|---|---|---|---|---|---|---|
| A 不眠症臨床で用いられる薬剤 ||||||||| 
| 1 | スボレキサント |  |  |  |  |  | ○ | 中止 |
| 2 | ラメルテオン |  |  |  |  |  | ○ | 中止 |
| 3 | ゾルピデム | C | L3 | B3 | 1 | ±〜+ | ○ | 中止 |
| 3 | ゾピクロン | C | L2 | C | 1 | ++ | ○ | 中止 |
| 3 | エスゾピクロン | C | L3 |  | 1 | ++ | ○ | 中止 |
| 4-1 | トリアゾラム | X |  | C | 3 | + | ○ | 中止 |
| 4-2 | エチゾラム |  |  |  | 3 | +〜++ | ○ | 中止 |
| 4-2 | ブロチゾラム |  |  |  | 3 | + | 投与しない | 中止 |
| 4-2 | リルマザホン |  |  |  |  |  | ○ | 中止 |
| 4-2 | ロルメタゼパム |  |  |  |  |  | ○ | 中止 |
| 4-3 | ニメタゼパム |  |  |  |  |  | ○ | 中止 |
| 4-3 | フルニトラゼパム | D | L4 | C | 3 | +〜++ | 投与しない | 中止 |
| 4-3 | エスタゾラム | X |  |  | 3 | ±〜+ | ○ | 中止 |
| 4-3 | ニトラゼパム | D |  | C | 3 | +〜++ | ○ | 中止 |
| 4-4 | クアゼパム | X | L2 |  | 3 | ±〜+ | ○ | 中止 |
| 4-4 | フルラゼパム | X |  | C |  |  | ○ | 中止 |
| 4-4 | ハロキサゾラム |  |  |  |  |  | ○ | 中止 |
| B 不眠症への適応があるが不眠症臨床で用いられない薬剤 |||||||||
| 5 | ペントバルビタール | D |  | C |  |  | ○（分娩前に連用しない） | 中止 |
| 5 | アモバルビタール | D |  |  |  |  | ○（分娩前に連用しない） |  |
| 5 | バルビタール |  |  |  |  |  | ○（分娩前に連用しない） |  |
| 5 | フェノバルビタール | D |  | D | 2（てんかん以外の使用）4 | +（てんかん以外の使用）+++ | ○ | 中止 |
| 5 | ベゲタミン®A, B（商品名） |  |  |  |  |  | ○ | 中止 |

| 分類 (p.131参照) | 一般名 | 米国FDA | 授乳Milk2014 | 豪州TGA | 日本(虎の門病院*) 危険度 | 日本(虎の門病院*) 情報評価 | 日本(添付文書) 妊婦に有益性投与 | 日本(添付文書) 授乳 |
|---|---|---|---|---|---|---|---|---|
| 6-1 | 臭化カリウム | | | | | | | 中止 |
| 6-2 | ブロモバレリル尿素 | D | | | | | ○ | |
| C 不眠症への適応はないが睡眠改善薬として用いられる薬剤 ||||||||
| 7 | レボメプロマジン | C | | | 2 | ±～+ | ○ | 中止 |
| 7 | クエチアピン | C | | C | 1 | + | ○ | 中止 |
| 8 | トラゾドン | D | L2 | | 2 | +～++ | ○ | 中止 |
| 8 | ミアンセリン | | | B2 | | | ○ | 中止 |
| 8 | ミルタザピン | C | L3 | B3 | | | ○ | 中止 |
| 9 | トリクロホスナトリウム | − | | | | | ○ | 安全 |
| 9 | 抱水クロラール | C | | A | | | ○ | 安全 |
| 10 | ジフェンヒドラミン | B | | A | 2～3 | ++ | | 中止 |
| 10 | d-クロルフェニラミンマレイン酸塩 | B | | A | 1 | +++ | | 安全 |
| 10 | プロメタジン | C | | C | 1 | ++～+++ | ○ | 安全 |
| 10 | シプロヘプタジン | B | | A | | | ○ | 中止 |
| 10 | ヒドロキシジン | C | | A | 2 | ++ | 投与しない | 中止 |

● FDA（2014年に廃止された）
　A：危険が証明されない，B：動物で有害作用があるがヒトでは実証されていない，C：動物で有害作用があるが，利益が大きいときは使用できる，D：ヒトで危険であるが，妊婦に利益があれば容認できる，X：ヒトで危険であり，妊婦への使用は容認できない
● 授乳Milk2014（Hale TW: Medications and Mother's Milk 2014）
　L1：適合，L2～L3：おおむね適合，L4：悪影響を与える可能性がある（有益性が上回るときは許容される），L5：危険
● TGA
　A：危険が証明されない，B：ヒトでは危険が実証されていない，C：危険が疑われる，D：危険が増すかもしれないが，可逆的，X：永続的な障害を引き起こすリスクが高く，使用すべきでない
● 虎の門病院　危険度
　1：危険が証明されない，2：ヒトでは危険が実証されていない，3：危険が疑われるが，実証されていない，4：危険が増すかもしれない，5：催奇形性がある
● 虎の門病院　情報評価
　±：報告がない，+：症例報告がある，++：中小規模のコホート研究，ケースコントロール研究，症例シリーズがある，+++：大規模なコホート研究，ケースコントロール研究，症例シリーズがあり，評価が一致している
＊：虎の門病院の基準は，『実践　妊娠と薬　第2版』（じほう，2010）に基づいて作表した．

# 5 各種睡眠薬・睡眠改善薬の等価換算表

等価換算表は実薬対照二重盲検試験のデータをもとに，またそのような試験データのない薬に関しては文献レビューを根拠に作成している．

| A 不眠症臨床で用いられる薬剤<br>睡眠薬基準薬 フルニトラゼパム 1 |||
|---|---|---|
| 3 | ゾルピデム | 10 |
|   | ゾピクロン | 7.5 |
| 4-1 | トリアゾラム | 0.25 |
| 4-2 | エチゾラム | 1.5 |
|   | ブロチゾラム | 0.25 |
|   | リルマザホン | 2 |
|   | ロルメタゼパム | 1 |
| 4-3 | ニメタゼパム | 5 |
|   | フルニトラゼパム | 1 |
|   | エスタゾラム | 2 |
|   | ニトラゼパム | 5 |
| 4-4 | クアゼパム | 15 |
|   | フルラゼパム | 15 |
|   | ハロキサゾラム | 5 |
| B 不眠症への適応があるが不眠症臨床で用いられない薬剤<br>睡眠薬基準薬 フルニトラゼパム 1 |||
| 5 | ペントバルビタール | 50 |
|   | アモバルビタール | 50 |
|   | バルビタール | 75 |
|   | フェノバルビタール | 15 |
| 6-2 | ブロモバレリル尿素 | 500 |
| 9 | 抱水クロラール | 250 |
| C 不眠症への適応はないが睡眠改善薬として用いられる薬剤<br>抗精神病薬基準薬 リスペリドン 1 |||
| 7 | レボメプロマジン | 100 |
|   | クエチアピン | 66 |

# 6 薬剤一覧

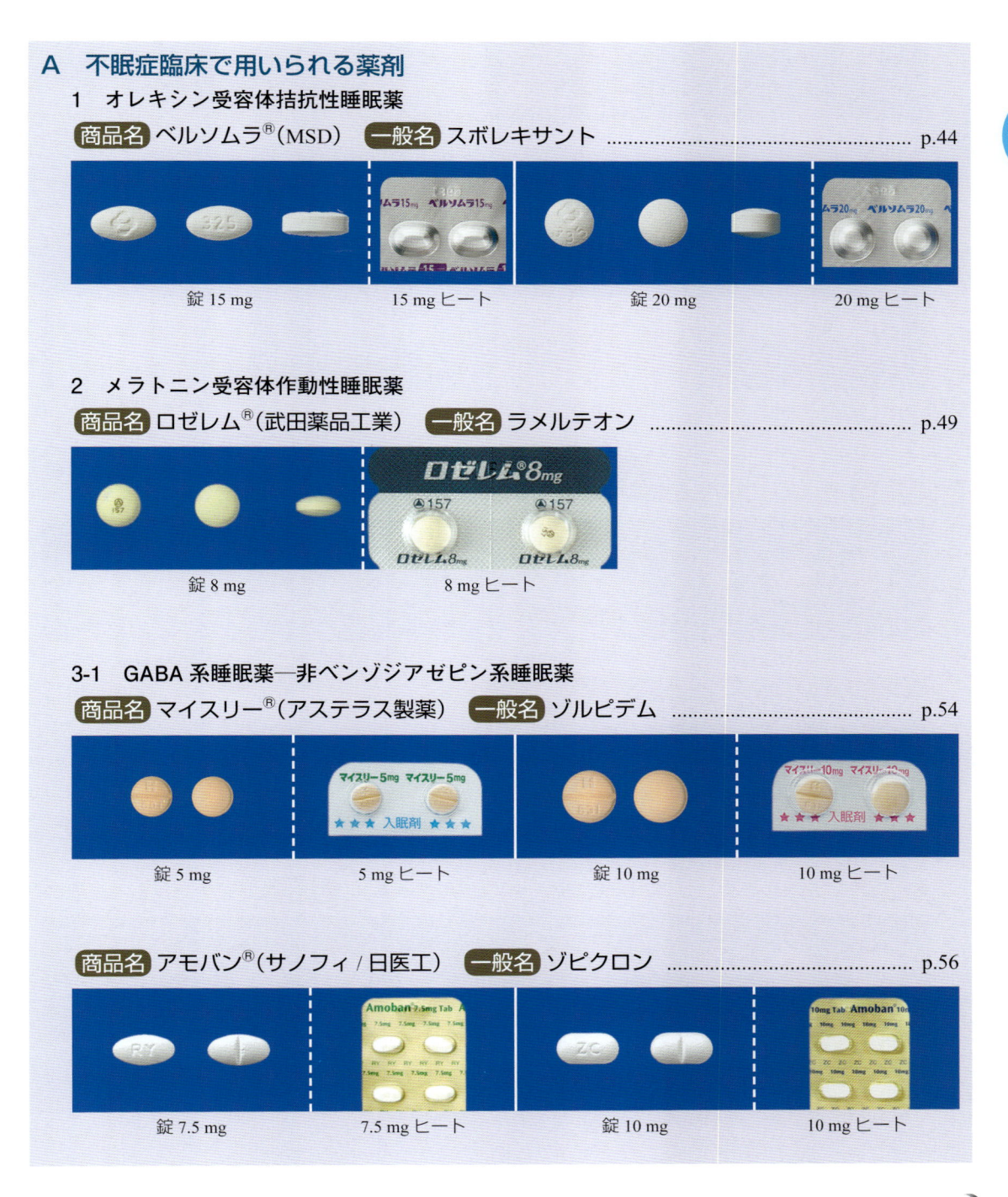

## A 不眠症臨床で用いられる薬剤

### 1 オレキシン受容体拮抗性睡眠薬

商品名 ベルソムラ®（MSD）　一般名 スボレキサント ................................................ p.44

| 錠 15 mg | 15 mg ヒート | 錠 20 mg | 20 mg ヒート |

### 2 メラトニン受容体作動性睡眠薬

商品名 ロゼレム®（武田薬品工業）　一般名 ラメルテオン ................................................ p.49

| 錠 8 mg | 8 mg ヒート |

### 3-1 GABA系睡眠薬—非ベンゾジアゼピン系睡眠薬

商品名 マイスリー®（アステラス製薬）　一般名 ゾルピデム ................................................ p.54

| 錠 5 mg | 5 mg ヒート | 錠 10 mg | 10 mg ヒート |

商品名 アモバン®（サノフィ/日医工）　一般名 ゾピクロン ................................................ p.56

| 錠 7.5 mg | 7.5 mg ヒート | 錠 10 mg | 10 mg ヒート |

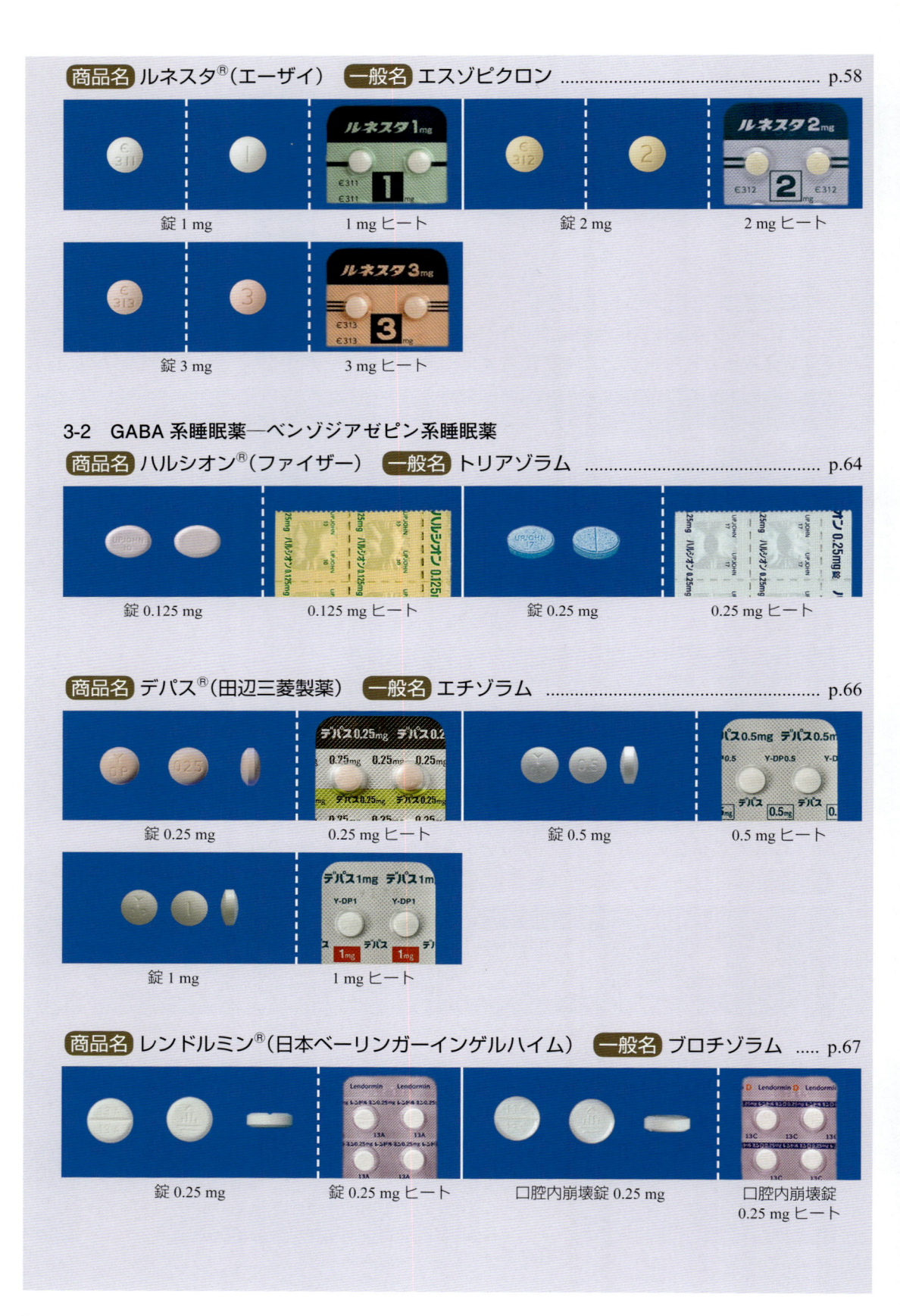

商品名 ルネスタ®(エーザイ)　一般名 エスゾピクロン .................................................. p.58

錠 1 mg　　　1 mg ヒート　　　錠 2 mg　　　2 mg ヒート

錠 3 mg　　　3 mg ヒート

## 3-2　GABA系睡眠薬—ベンゾジアゼピン系睡眠薬

商品名 ハルシオン®(ファイザー)　一般名 トリアゾラム .................................................. p.64

錠 0.125 mg　　　0.125 mg ヒート　　　錠 0.25 mg　　　0.25 mg ヒート

商品名 デパス®(田辺三菱製薬)　一般名 エチゾラム .................................................. p.66

錠 0.25 mg　　　0.25 mg ヒート　　　錠 0.5 mg　　　0.5 mg ヒート

錠 1 mg　　　1 mg ヒート

商品名 レンドルミン®(日本ベーリンガーインゲルハイム)　一般名 ブロチゾラム ...... p.67

錠 0.25 mg　　　錠 0.25 mg ヒート　　　口腔内崩壊錠 0.25 mg　　　口腔内崩壊錠 0.25 mg ヒート

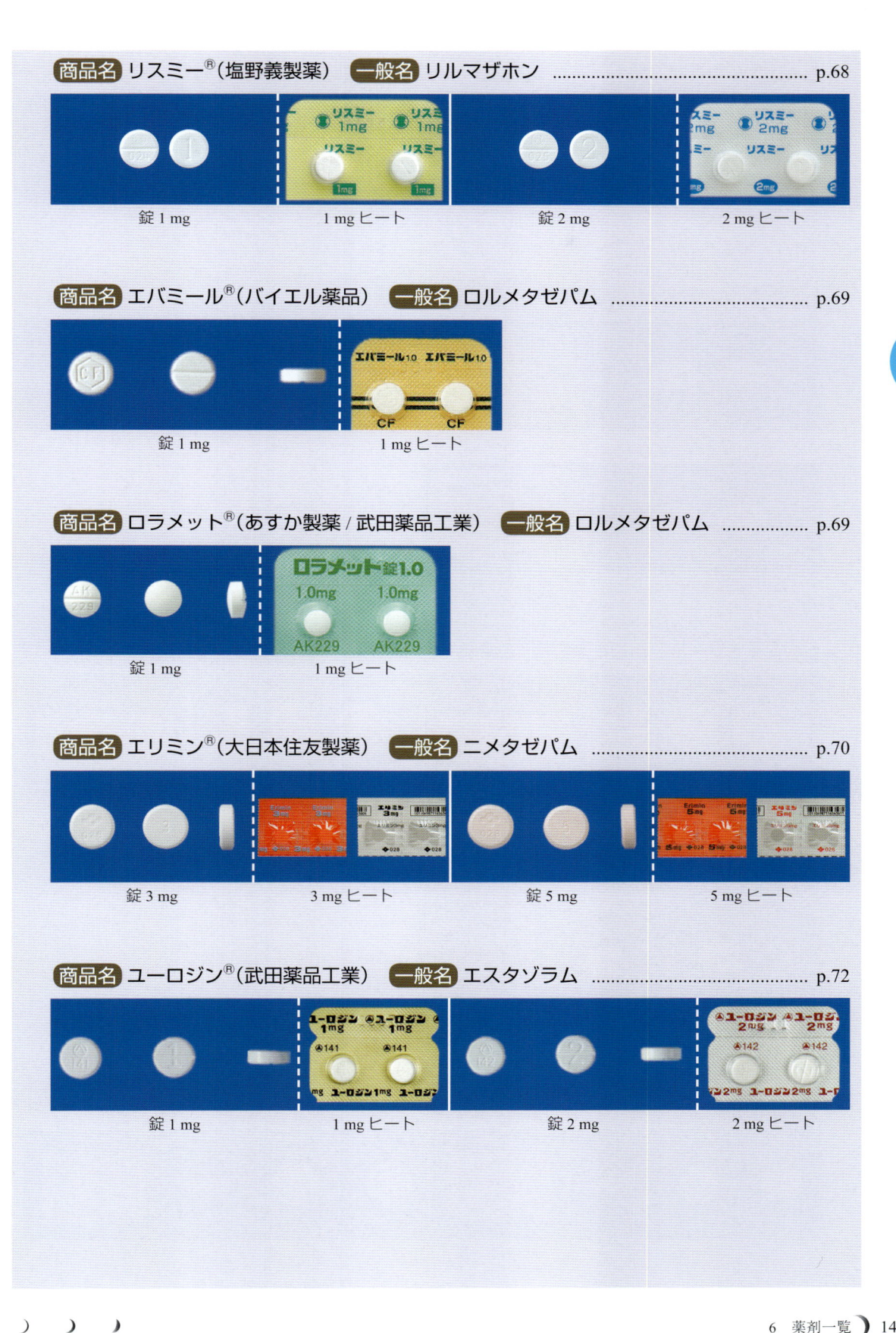

| 商品名 リスミー®（塩野義製薬） | 一般名 リルマザホン | p.68 |

錠 1 mg　　1 mg ヒート　　錠 2 mg　　2 mg ヒート

| 商品名 エバミール®（バイエル薬品） | 一般名 ロルメタゼパム | p.69 |

錠 1 mg　　1 mg ヒート

| 商品名 ロラメット®（あすか製薬／武田薬品工業） | 一般名 ロルメタゼパム | p.69 |

錠 1 mg　　1 mg ヒート

| 商品名 エリミン®（大日本住友製薬） | 一般名 ニメタゼパム | p.70 |

錠 3 mg　　3 mg ヒート　　錠 5 mg　　5 mg ヒート

| 商品名 ユーロジン®（武田薬品工業） | 一般名 エスタゾラム | p.72 |

錠 1 mg　　1 mg ヒート　　錠 2 mg　　2 mg ヒート

付録

6 薬剤一覧　143

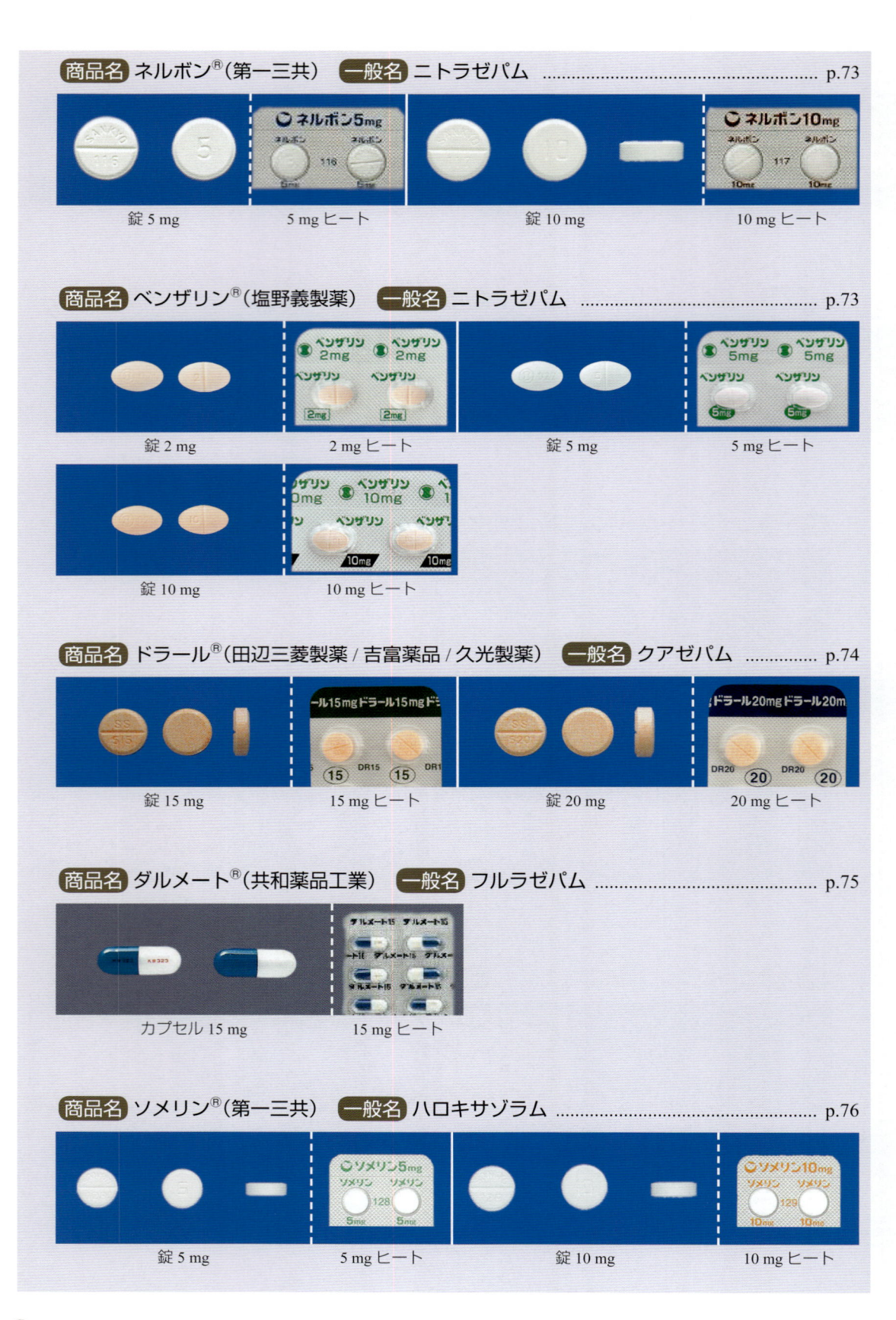

| 商品名 | ネルボン®（第一三共） | 一般名 | ニトラゼパム | p.73 |

錠 5 mg　　5 mg ヒート　　錠 10 mg　　10 mg ヒート

| 商品名 | ベンザリン®（塩野義製薬） | 一般名 | ニトラゼパム | p.73 |

錠 2 mg　　2 mg ヒート　　錠 5 mg　　5 mg ヒート

錠 10 mg　　10 mg ヒート

| 商品名 | ドラール®（田辺三菱製薬 / 吉富薬品 / 久光製薬） | 一般名 | クアゼパム | p.74 |

錠 15 mg　　15 mg ヒート　　錠 20 mg　　20 mg ヒート

| 商品名 | ダルメート®（共和薬品工業） | 一般名 | フルラゼパム | p.75 |

カプセル 15 mg　　15 mg ヒート

| 商品名 | ソメリン®（第一三共） | 一般名 | ハロキサゾラム | p.76 |

錠 5 mg　　5 mg ヒート　　錠 10 mg　　10 mg ヒート

144　付　録

## B 不眠症への適応があるが不眠症臨床で用いられない薬剤

### 3-3 バルビツール酸系睡眠薬

商品名 ラボナ®（田辺三菱製薬）　一般名 ペントバルビタール ......................................... p.80

錠 50 mg　　50 mg ヒート

商品名 フェノバール®（第一三共）　一般名 フェノバルビタール ......................................... p.84

錠 30 mg　　30 mg ヒート

商品名 ベゲタミン®A，B配合剤（塩野義製薬）
一般名 クロルプロマジン，プロメタジン，フェノバルビタール ......................................... p.86

ベゲタミン®A 配合剤（錠）　　ベゲタミン®A 配合剤（ヒート）

ベゲタミン®B 配合剤（錠）　　ベゲタミン®B 配合剤（ヒート）

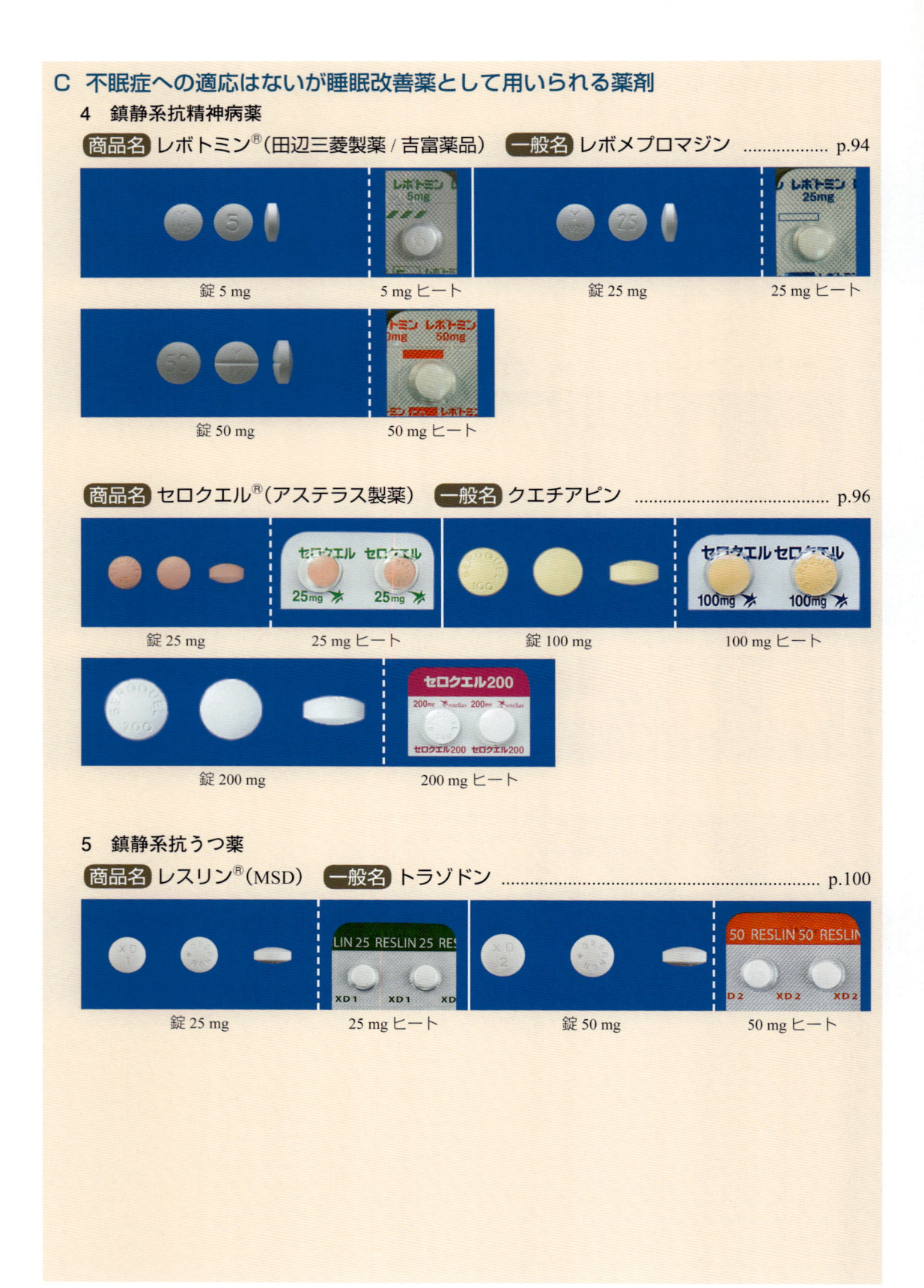

## C 不眠症への適応はないが睡眠改善薬として用いられる薬剤

### 4 鎮静系抗精神病薬

**商品名** レボトミン®(田辺三菱製薬 / 吉富薬品)　**一般名** レボメプロマジン .................. p.94

錠 5 mg　　　5 mg ヒート　　　錠 25 mg　　　25 mg ヒート

錠 50 mg　　　50 mg ヒート

**商品名** セロクエル®(アステラス製薬)　**一般名** クエチアピン .................. p.96

錠 25 mg　　　25 mg ヒート　　　錠 100 mg　　　100 mg ヒート

錠 200 mg　　　200 mg ヒート

### 5 鎮静系抗うつ薬

**商品名** レスリン®(MSD)　**一般名** トラゾドン .................. p.100

錠 25 mg　　　25 mg ヒート　　　錠 50 mg　　　50 mg ヒート

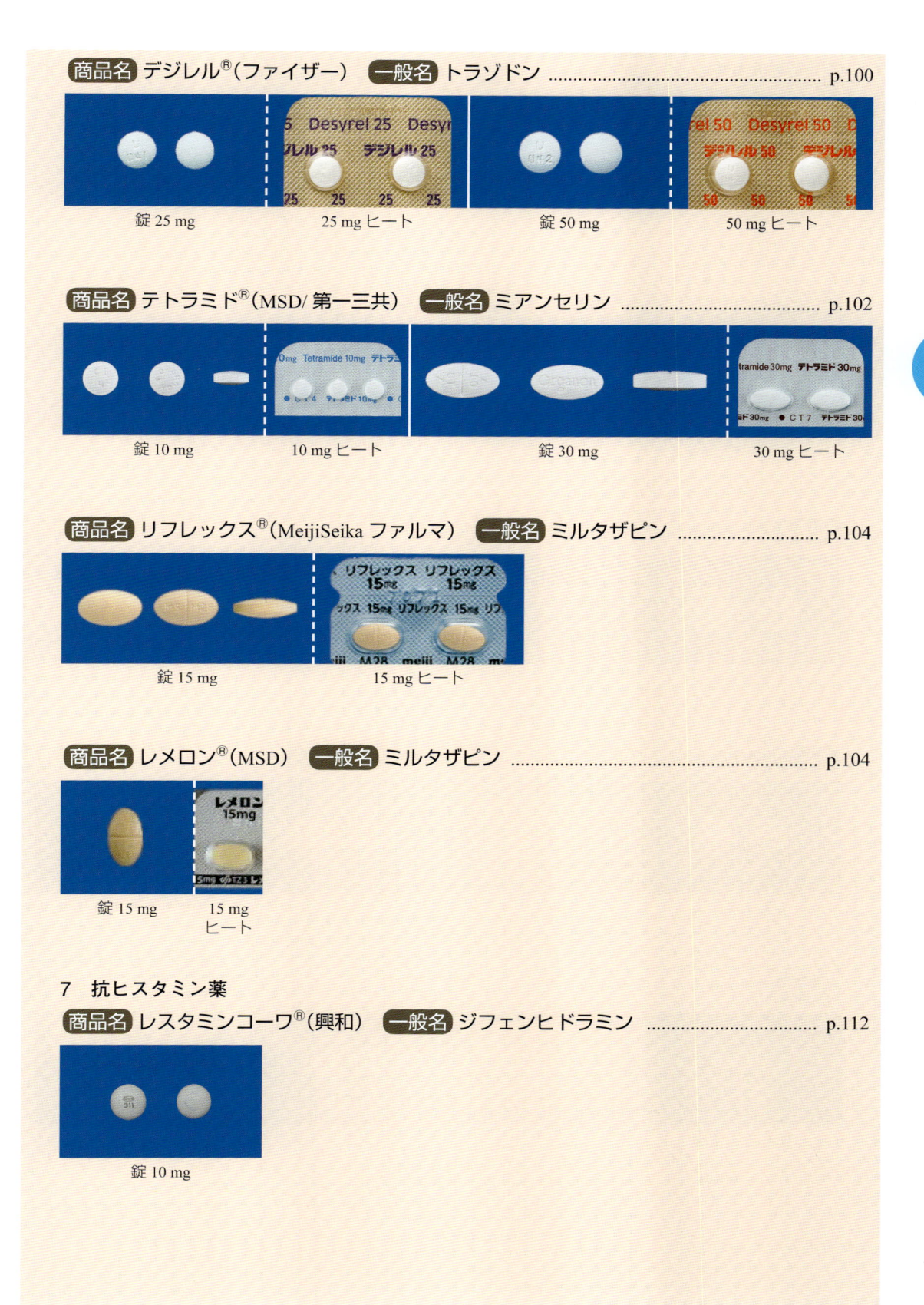

商品名 デジレル®（ファイザー） 一般名 トラゾドン ..................................................... p.100

錠 25 mg　　25 mg ヒート　　錠 50 mg　　50 mg ヒート

商品名 テトラミド®（MSD/第一三共） 一般名 ミアンセリン ................................. p.102

錠 10 mg　　10 mg ヒート　　錠 30 mg　　30 mg ヒート

商品名 リフレックス®（MeijiSeika ファルマ） 一般名 ミルタザピン .................. p.104

錠 15 mg　　15 mg ヒート

商品名 レメロン®（MSD） 一般名 ミルタザピン .................................................. p.104

錠 15 mg　　15 mg ヒート

## 7　抗ヒスタミン薬

商品名 レスタミンコーワ®（興和） 一般名 ジフェンヒドラミン ........................ p.112

錠 10 mg

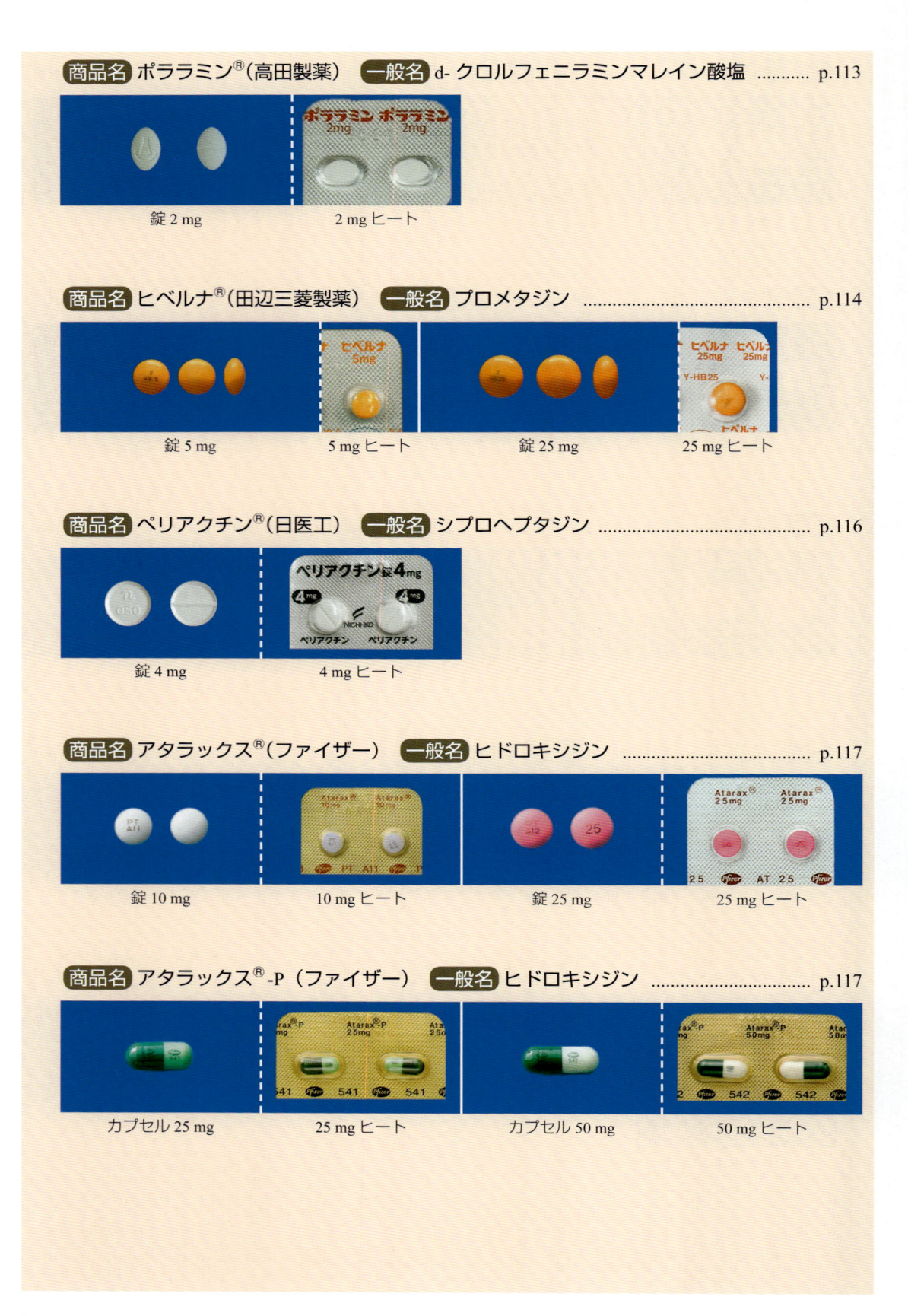

| 商品名 | ポララミン®(高田製薬) | 一般名 | d-クロルフェニラミンマレイン酸塩 ........... p.113 |

錠 2 mg　　　　　2 mg ヒート

| 商品名 | ヒベルナ®(田辺三菱製薬) | 一般名 | プロメタジン ............................................. p.114 |

錠 5 mg　　　5 mg ヒート　　　錠 25 mg　　　25 mg ヒート

| 商品名 | ペリアクチン®(日医工) | 一般名 | シプロヘプタジン ........................................ p.116 |

錠 4 mg　　　　　4 mg ヒート

| 商品名 | アタラックス®(ファイザー) | 一般名 | ヒドロキシジン ........................................... p.117 |

錠 10 mg　　　10 mg ヒート　　　錠 25 mg　　　25 mg ヒート

| 商品名 | アタラックス®-P(ファイザー) | 一般名 | ヒドロキシジン ........................................... p.117 |

カプセル 25 mg　　　25 mg ヒート　　　カプセル 50 mg　　　50 mg ヒート

# 索 引

## 和文

### ●あ
アタラックス® ...................117，148
アタラックス®-P ................117，148
アモバルビタール ......................82
アモバン® ........................56，141
アルコール ......................21，125
　　　──依存症 ........................21
安定剤 ................................123

### ●い・う
イソミタール® ..........................82
一般用医薬品 ..........................109
イメージ法 ...............................5
うつ病 .................................18
運転禁止 ...............................37

### ●え・お
エスクレ® .......................106，108
エスゾピクロン ........................58
エスタゾラム ..........................72
エチゾラム ............................66
エバミール® .....................69，143
エリミン® .......................70，143
オレキシン ............................42
　　　──受容体 ........................42
　　　──受容体拮抗薬 .........6，42

### ●か
概日リズム ............................46
改正道路交通法 ........................36
過覚醒状態 ..............................5
核医学検査 ...........................106
隔日法 .................................11
仮性認知症 ...........................124
過量服用 ..............................34
簡易懸濁法 ...........................129
がん患者 ..............................28
間欠的服用 ..............................6
肝障害 .................................28
甘草 ..................................119
漢方薬 ..........................24，118
ガンマアミノ酪酸（GABA）..........50

### ●き
奇異反応 ....................12，53，62
記憶障害 ..............................53
気管支喘息 ............................26
逆説性不眠症 ........................122
逆流性食道炎 ..........................28
急性不眠 ................................2
虚血性心疾患 ..........................22
禁煙補助薬 ............................27

### ●く・け
クアゼパム ............................74
クエチアピン ....................92，96
グレープフルーツ ....................130
血管性認知症 ..........................16
健康づくりのための睡眠指針 2014
　........................................2

### ●こ
抗うつ薬 ..............................98
口腔内崩壊錠 ........................129
高血圧 .................................22
抗精神病薬 .....................92，123
更年期 .................................13
抗ヒスタミン薬 ......................109
抗不安薬 ..............................123
高齢者
　　　──，慎重投与 ....................14
　　　──，制限用量 ....................15
　　　──，不眠 .......................14
呼吸調整法 ..............................5

### ●さ
催眠薬 ................................106
サイレース® ............................71
サーカディアンリズム ................46
サマータイム ..........................25

### ●し
時差ボケ .............................126
思春期 .................................12
自動車運転 ............................36
　　　──死傷行為処罰法 ..............36
ジフェンヒドラミン .................112
シプロヘプタジン ...................116
臭化カリウム ..........................89
臭化カリウム® ........................89
周期性四肢運動 ......................127
　　　──障害（PLMD）......19，28，127
臭素化合物 ............................88
終夜睡眠ポリグラフ検査（PSG）....63
授乳 ..................................125
循環器用薬 ............................22
小児期 .................................12
女性 ..................................12
徐波睡眠 ..............................53
神経伝達物質 ..........................42
寝室環境 ................................3
慎重投与 ..............................14
心的外傷後ストレス障害（PTSD）..20
腎透析患者 ............................24
心不全 .................................22

### ●す
睡眠
　　　──記録 .........................106
　　　──時随伴症 .....................30
　　　──時無呼吸症候群（SAS）..26，28
　　　──習慣 ..........................2
　　　──状態誤認 ...................122
　　　──スケジュール法 ................5
　　　──日誌 ....................3，115
　　　──薬中止の4条件 ..............10
　　　──薬の適正な使用と休薬のため
　　　　のガイドライン 2013 .........36
スボレキサント ..................42，44

### ●せ
制限用量 ..............................15
生理検査 .............................106
セロクエル® .................92，96，146
セロトニン 5-HT$_2$ 受容体 .............93
セロトニン受容体拮抗・再取り込み
　阻害薬（SARI）.....................98

セロトニン・ノルアドレナリン再取
　り込み阻害薬（SNRI） ................18
線維筋痛症 ...............................35
漸減法 ......................................11
前向性健忘 .............................123
漸進的筋弛緩法 ..................4，5
選択的セロトニン再取り込み阻害薬
　（SSRI） ..................................18
全般性不安障害 .......................20
せん妄 ......................................21

●そ
早朝覚醒 ....................................6
瘙痒性皮膚炎 ...........................29
ゾピクロン ...............................56
ソメリン® ......................76，144
ゾルピデム ...............................54

●た・ち
退薬症候 ..............10，52，62，124
脱抑制 ......................................12
ダルメート® ..................75，144
単オレキシン受容体拮抗薬（SORA）
　............................................42
単剤 ............................................6
チトクロム P450 .....................19
中途覚醒 ....................................6
鎮静 ........................................106
　──系抗うつ薬 ....................98

●て
低カリウム血症 ..............24，119
定型抗精神病薬 .......................92
デジレル® .....................100，147
テトラミド® ........98，102，147
デパス® ............................66，142

●と
統合失調症 ......................20，92
糖尿病 ......................................28
特発性不眠症 ...........................85
ドパミン D₂ 受容体 .................92
トラゾドン .....................98，100
ドラール® .......................74，144
トリアゾラム ...........................64
トリクロホスナトリウム...106，107
トリクロリール® ..........106，107
頓用 ............................................6

●に
二重オレキシン受容体拮抗薬
　（DORA） ...............................42
日曜不眠症 ...............................19
ニトラゼパム ...........................73
ニメタゼパム ...........................70
入眠困難 ....................................6
妊娠 ...............................13，124
認知行動療法 ..................5，122
認知症 ....................................124

●ね・の
ネルボン® .......................73，144
脳波検査 ................................106
ノルアドレナリン作動性・特異的セ
　ロトニン作動性抗うつ薬（NaSSA）
　............................................98

●は
パニック障害 ...........................20
ハルシオン® ..................64，142
バルビタール ...........................83
バルビタール® .........................83
バルビツール酸 .......................78
　──系睡眠薬 ..............50，78
ハロキサゾラム .......................76
反跳性不眠 ............10，122，124

●ひ
ヒスタミン H₁ 受容体 .............93
非鎮静系睡眠薬 .......................43
非定型抗精神病薬 ...................92
ヒドロキシジン .....................117
非バルビツール酸系睡眠薬 ...88
ヒベルナ® .....................114，148
非ベンゾジアゼピン系睡眠薬
　............................6，51，52，59
ヒルナミン® ..................92，94
昼寝 ........................................126
ピレチア® ..............................114

●ふ
フェノバール® ...............84，145
フェノバルビタール ...............84
副作用 ....................................128
不眠
　──，がん患者 ....................28
　──，更年期 ........................13

　──，高齢者 ........................14
　──，思春期 ........................12
　──，小児期 ........................12
　──，女性 ............................12
　──，妊娠 ............................13
フルニトラゼパム ...................71
フルラゼパム ...........................75
ブロチゾラム ...........................67
ブロバリン® ............................90
ブロム剤 ..................................88
プロメタジン ........................114
ブロモバレリル尿素 ......88，90

●へ・ほ
閉塞性睡眠時無呼吸症候群（OSAS）
　.......................................24，26
ベゲタミン® A，B ........86，145
ベナ® .....................................112
ペリアクチン® .............116，148
ベルソムラ® .........42，44，141
ベンザリン® ..................73，144
ベンゾジアゼピン系睡眠薬
　.............................6，51，60，63
ペントバルビタール ...............80
抱水クロラール ...........106，108
ポララミン® .................113，148

●ま・み
マイスリー® ..................54，141
麻黄 ........................................119
慢性不眠 ....................................3
慢性閉塞性肺疾患（COPD） ...26
ミアンセリン ..................98，102
ミルタザピン ..................99，104

●め
メタボリック症候群 ...............23
メラトニン ...............................46
　──1（MT₁）受容体 ............46
　──2（MT₂）受容体 ............46
　──受容体作動薬 .........6，46

●や・ゆ
夜間睡眠時パニック発作（NPA）....20
夜間頻尿 ..................................24
薬物代謝 ..................................32
夕暮れ症候群 ...........................16
ユーロジン® ..................72，143

## ● ら・り・る

ラボナ® .......................... 80, 145
ラメルテオン ........................ 46, 49
リスミー® ............................ 68, 143
離脱症状 .................................. 124
リフレックス® ......... 99, 104, 147
リルマザホン ............................ 68
ルネスタ® ......................... 58, 142

## ● れ

レスタミンコーワ® ........... 112, 147
レストレスレッグス症候群（RLS）
................... 13, 19, 25, 28, 127
レスリン® .................... 98, 100, 146
レボトミン® ................ 92, 94, 146
レボメプロマジン .............. 92, 94
レム睡眠行動障害 ...................... 16

## ● ろ

レメロン® ..................... 99, 104, 147
レンドルミン® ....................... 67, 142

ロゼレム® ................... 46, 49, 141
ロヒプノール® ............................ 71
ロラメット® ........................ 69, 143
ロルメタゼパム ........................... 69

# 欧文

## ● A・C

Alzheimer 型認知症 ................. 16
COPD（chronic obstructive pulmonary disease）.................................. 26
CT ............................................ 106
CYP1A2/2C19 阻害薬 .............. 33
CYP1A2/2C19 誘導薬 .............. 33
CYP2D6 阻害薬 ....................... 33
CYP2D6 誘導薬 ....................... 33
CYP3A4 阻害薬 ....................... 33
CYP3A4 誘導薬 ....................... 33

## ● D・G

d-クロルフェニラミンマレイン酸塩 ...................................... 113
DORA（dual orexin receptor antagonist）............................ 42

GABA（$\gamma$-aminobutyric acid）......... 50
$GABA_A$ 受容体 ............................ 50

## ● L・M・N・O

Lewy 小体型認知症 .................. 16
MRI ........................................ 106
$MT_1$ 受容体 ............................... 46
$MT_2$ 受容体 ............................... 46
NaSSA（noradrenergic and specific serotonergic antidepressant）......... 98
NPA（nocturnal panic attack）........... 20
OSAS（obstructive sleep apnea syndrome）..................... 24, 26

## ● P・R

Parkinson 症状 ......................... 16
PLMD（periodic limb movement disorder）........................ 19, 28
PSG（polysomnography）........ 63
PTSD（post-traumatic stress disorder）.................................. 20
RLS（restless legs syndrome）
........................ 13, 19, 25, 28

## ● S

SARI（serotonin antagonist/ reuptake inhibitor）................................ 98
SAS（sleep apnea syndrome）... 26, 28
SNRI（serotonin noradrenaline reuptake inhibitor）................ 18
SORA（single orexin receptor antagonist）............................ 42
SSRI（selective serotonin reuptake inhibitor）............................... 18

索引 151

- **JCOPY** 〈(社)出版者著作権管理機構 委託出版物〉
  本書の無断複写は著作権法上での例外を除き禁じられています．
  複写される場合は，そのつど事前に，(社)出版者著作権管理機構
  （電話 03-3513-6969，FAX03-3513-6979，e-mail：info@jcopy.or.jp）
  の許諾を得てください．

- 本書を無断で複製（複写・スキャン・デジタルデータ化を含みます）
  する行為は，著作権法上での限られた例外（「私的使用のための複
  製」など）を除き禁じられています．大学・病院・企業などにお
  いて内部的に業務上使用する目的で上記行為を行うことも，私的
  使用には該当せず違法です．また，私的使用のためであっても，
  代行業者等の第三者に依頼して上記行為を行うことは違法です．

## 内科医のための睡眠薬の使い方

ISBN978-4-7878-2214-7

2015 年 10 月 30 日 初版第 1 刷発行

| | |
|---|---|
| 編　著 | 松浦雅人 |
| 発行者 | 藤実彰一 |
| 発行所 | 株式会社　診断と治療社 |
| | 〒 100-0014　東京都千代田区永田町 2-14-2　山王グランドビル 4 階 |
| | TEL：03-3580-2750（編集）　03-3580-2770（営業） |
| | FAX：03-3580-2776 |
| | E-mail：hen@shindan.co.jp（編集） |
| | 　　　　eigyobu@shindan.co.jp（営業） |
| | URL：http://www.shindan.co.jp/ |
| 表紙デザイン | 株式会社　クリエイティブセンター広研 |
| 印刷・製本 | 広研印刷 株式会社 |

©Masato MATSUURA, 2015. Printed in Japan.　　　　　　　　　　　　　　［検印省略］
乱丁・落丁の場合はお取り替えいたします．